DE L'INFLUENCE

DE LA FARADISATION LOCALISÉE

SUR L'ANESTHÉSIE DE CAUSES DIVERSES

(LÉSIONS ENCÉPHALIQUES, SATURNISME, HYSTÉRIE, ZONA)

PAR

A. VULPIAN

Doyen de la Faculté de médecine de Paris,
Membre de l'Institut,
Médecin de l'hôpital de la Charité.

PARIS

OCTAVE DOIN, ÉDITEUR

PLACE DE L'ODÉON, 8

1880

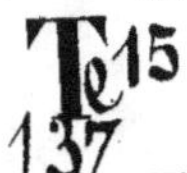

DE L'INFLUENCE

DE LA FARADISATION LOCALISÉE

SUR L'ANESTHÉSIE DE CAUSES DIVERSES

PARIS. — TYPOGRAPHIE A. HENNUYER, RUE D'ARCET, 7.

DE L'INFLUENCE

DE LA FARADISATION LOCALISÉE

SUR L'ANESTHÉSIE DE CAUSES DIVERSES

(LÉSIONS ENCÉPHALIQUES, SATURNISME, HYSTÉRIE, ZONA)

PAR

A. VULPIAN

Doyen de la Faculté de médecine de Paris,
Membre de l'Institut.
Médecin de l'hôpital de la Charité.

PARIS

OCTAVE DOIN, ÉDITEUR

PLACE DE L'ODÉON, 8

—

1880

DE L'INFLUENCE

DE L'ÉLECTRISATION LOCALISÉE

AU MOYEN DES COURANTS INDUITS, SACCADÉS

SUR L'ANESTHÉSIE DE CAUSES DIVERSES

LÉSIONS ENCÉPHALIQUES, SATURNISME, HYSTÉRIE ET ZONA

———

En 1875, j'ai montré que l'on peut, chez un malade atteint d'hémianesthésie produite par une lésion cérébrale, faire disparaître rapidement l'insensibilité dans tous les points de la moitié du corps affectée, en électrisant une région très limitée de ce côté à l'aide de courants faradiques d'une assez grande intensité (1). Depuis lors, j'ai eu l'occasion de constater des résultats analogues dans des cas d'hémianesthésie déterminée soit par une lésion de l'encéphale, soit par des troubles fonctionnels hystériques. Certains de ces faits ont été publiés par des internes de mon service. L'effet de la faradisation cutanée (2), bornée à un point peu étendu du côté anesthésié, n'est pas toujours aussi rapide que dans les cas auxquels je viens de faire allusion ; mais ce mode d'électrisation peut encore être très utile, même alors qu'il agit lentement. Il peut d'ailleurs exercer une influence heureuse non

(1) Vulpian, *De l'influence qu'exerce la faradisation de la peau dans certains cas d'anesthésie cutanée* (*Arch. de physiol. normale et pathol.*, 1875, t. VII, p. 877).

(2) J'emploie ce terme de « faradisation cutanée », bien qu'il ne soit pas rigoureusement exact. Le but que je m'étais proposé dans tous ces cas était bien de limiter l'action de la faradisation à la peau ; mais, comme on est obligé de faire usage de courants énergiques, ils vont atteindre les muscles sous-jacents, quelles que soient les précautions que l'on prenne, d'employer le pinceau métallique, de bien sécher la peau dans le point d'application. J'aurais pu, il est vrai, choisir un autre point que la face dorsale de l'avant-bras ; électriser, par exemple, la face dorsale de la main, où les courants, dans les conditions où on les a employés, auraient rencontré profondément des masses musculaires (interosseuses) moins volumineuses que celles de l'avant-bras ; mais j'ai été entraîné, pour pouvoir comparer tous les résultats entre eux, à agir, dans les cas dont il est question dans cette note, comme je l'avais fait précédemment dans d'autres cas.

1

seulement sur l'anesthésie, mais encore sur la paralysie motrice qui peut coexister avec l'abolition de la sensibilité ; j'ai même vu, sous cette influence, dans quelques cas d'hémiplégie avec anesthésie de cause encéphalique, l'aphasie, la torpeur intellectuelle se modifier dans une certaine mesure, et la mémoire se réveiller un peu.

Les observations rassemblées dans cette note mettront en évidence, pour la plupart, cette action lente, mais efficace, de la faradisation portant sur une région circonscrite du tégument cutané : elles sont dissemblables comme histoire clinique, et n'ont guère que ce lien du traitement par la faradisation cutanée, associée à l'emploi d'autres moyens, suivant les cas. Elles ont, d'ailleurs, un intérêt intrinsèque incontestable et, même à ce seul titre, elles méritent, je crois, d'être publiées.

La première observation est un exemple remarquable de monoplégie brachiale avec anesthésie, due à une lésion cérébrale : dans ce cas une guérison complète a été obtenue par un traitement consistant surtout en faradisations quotidiennes d'une région limitée de la face dorsale de l'avant-bras paralysé.

Obs. I. — *Monoplégie brachiale du côté droit, avec anesthésie. Traitement par les courants faradiques. Guérison.* — Le nommé R..., Albert, âgé de dix-huit ans, imprimeur, entre le 27 décembre 1878 à l'hôpital de la Charité, salle Saint-Jean-de-Dieu, n° 15, service de M. Vulpian.

Le père est vivant et très robuste ; la mère était hystérique et est morte de phthisie pulmonaire. Il a eu cinq frères morts peu après leur naissance, et une sœur qui est morte à l'âge de deux ans d'une maladie des poumons.

A l'âge de trois ans, R... a eu, dit-il, le *carreau*; il aurait été soigné alors à l'hôpital des Enfants, et il aurait eu le ventre gros à partir de ce moment jusqu'à l'âge de six ans. Dans cet intervalle de temps, on aurait appliqué des pointes de feu sur la partie cervicale de la région vertébrale : on voit vers le bas de cette région des cicatrices qui peuvent, en effet, être attribuées à ces cautérisations. Il aurait eu le croup à l'âge de six ans. Il dit avoir fait, à l'âge de sept ans, une chute avec plaie contuse de l'occiput, du côté gauche. Cette chute n'a été suivie d'aucun accident spécial.

Plusieurs de ses dents se sont cariées, de l'âge de sept ans à l'époque actuelle. De l'âge de six ans jusqu'à treize ans, il a eu, tous les hivers, les ganglions de la région sous-maxillaire tuméfiés pendant plusieurs semaines; en même temps il souffrait de maux de gorge très violents, avec gêne considérable de la déglutition ; en outre, des croûtes se produisaient sur la membrane muqueuse nasale, assez nombreuses et assez épaisses pour empêcher presque complètement le passage de l'air. Il s'enrhume très facilement et tousse une partie de l'hiver chaque année ; ses crachats sont alors muqueux; ils n'ont jamais contenu de sang.

Il nie tout antécédent syphilitique; on ne trouve aucune cicatrice sur les organes génitaux ni sur les aines.

Il n'a jamais eu d'accidents saturnins. Il n'a jamais eu de troubles quelconques du système nerveux.

Il travaillait cette année dans les bureaux de l'administration de l'Exposition universelle et était principalement occupé à faire des courses. Le matin du 28 juillet, en s'éveillant, il souffre d'une céphalalgie assez intense occupant surtout le côté gauche; il a la tête très lourde. Il se rend cependant à son travail; mais dans les bureaux la douleur de tête augmente; il a comme un brouillard épais devant les yeux. Il rentre chez lui et garde la chambre les 28, 29, 30 et 31 juillet. La céphalalgie persiste et est très vive pendant la nuit; elle empêche presque complètement le sommeil.

Le 1er août, le malade sort néanmoins pour faire des courses. Non seulement il souffrait encore de la tête, mais il avait aussi de temps en temps des éblouissements, des vertiges, et en marchant il portait la tête en arrière, éprouvant une certaine difficulté à la ramener à son attitude ordinaire. Le soir, il rentre pour dîner, mange sans appétit : en se levant de table, il tombe tout d'un coup à terre, comme foudroyé, sans connaissance, inerte et insensible. Les personnes qui lui ont donné ce renseignement lui ont dit en même temps qu'il n'avait poussé aucun cri en tombant, qu'il ne s'était pas mordu la langue et qu'il n'avait pas eu de mouvements convulsifs pendant la durée de la perte de connaissance.

Il ne commence à reprendre ses sens qu'au bout de vingt minutes environ; il revient peu à peu à lui, mais assez rapidement; il se rappelle qu'il vient de dîner et demande pourquoi il est à terre. Il a encore une céphalalgie assez violente; la tête est lourde et il a un peu de sensation de vertige.

En essayant de se relever, il s'aperçoit que son membre supérieur droit est complètement paralysé, inerte et insensible. Il parvient à se remettre sur ses pieds; il est étourdi, comme ivre, mais il peut marcher aussitôt; il peut descendre et remonter trois étages, et constate que son membre inférieur droit n'est pas plus faible ou moins sensible que le gauche; ce membre n'est même le siège d'aucun engourdissement. Le malade se rappelle très bien que sa parole a été embarrassée pendant quelques heures; il prononçait mal certains mots; il ne trouvait pas les noms de certains objets, mais les répétait bien lorsque quelqu'un les disait devant lui. Dès le surlendemain de l'attaque, l'embarras de la parole avait cessé; la mémoire des mots avait repris sa netteté : le malade n'aurait d'ailleurs eu aucun autre trouble des fonctions intellectuelles. Il n'y a pas eu, paraît-il, de déviation de la face, pas de trouble des sens, pas de difficulté de la déglutition. La miction et la défécation s'exécutaient d'une façon normale.

Dès le lendemain du jour de l'attaque, le malade peut se lever, marcher sans difficulté. Son membre inférieur droit est tout aussi fort que le gauche : ces deux membres sont aussi sensibles l'un que l'autre. La paralysie est exclusivement bornée au membre supérieur droit. Il resta chez lui jusqu'au 23 août. Pendant ce temps, un médecin vient le voir tous les deux ou trois jours, et électrise chaque fois son membre supérieur droit dans toute son étendue (courants faradiques?); mais aucune amélioration ne se produit et le malade se décide à entrer à l'hôpital Beaujon, dans le service de M. Moutard-Martin, suppléé alors par M. Raymond, le 23 août. Le mal de tête dont avait tant souffert le malade pendant plusieurs jours avant son attaque apoplectique, et qui existait encore le lendemain, avait cessé le surlendemain, mais s'était reproduit de temps en temps, à intervalles irréguliers, jusqu'au jour de l'entrée à l'hôpital.

Voici l'état constaté ce jour-là par M. Raymond et par son interne, M. Nélaton, qui a rédigé la note à laquelle ont été empruntés la plupart des détails qui précèdent.

Le bras droit tombe absolument inerte : il ne peut exécuter aucun mouvement volontaire ; aucune excitation n'y provoque une secousse réflexe.

La sensibilité est totalement abolie. Avec une épingle on traverse la peau du bras sans que le malade s'en aperçoive. Les corps froids ou chauds appliqués à la surface de ce membre ne sont point sentis. Il en est de même des courants interrompus : ces courants déterminent de fortes contractions musculaires dont le malade n'a pas conscience.

Lorsqu'on pique un point quelconque du membre supérieur droit avec une épingle, on voit se produire une élevure ampulliforme au niveau du point piqué ; cette élevure, d'un gris rosé, est entourée d'un cercle rouge vif et persiste au moins pendant dix minutes après le moment de la piqûre.

L'insensibilité absolue existe aussi dans toute l'étendue de la région de l'épaule, jusqu'à la partie inférieure du cou ; en avant, elle est limitée par une ligne légèrement courbe allant du creux de l'aisselle vers le milieu de la longueur de la clavicule ; en arrière, par une ligne presque parallèle à la série des apophyses épineuses, s'étendant du bord inférieur du grand dorsal jusqu'à la partie supérieure de l'épaule, en croisant à angle droit l'épine de l'omoplate, à 7 centimètres en dedans du sommet de l'acromion.

Quant à la perte du mouvement, elle s'étend à la main, à l'avant-bras, au bras et à tous les muscles du moignon de l'épaule. L'épaule peut encore être soulevée par le trapèze.

Le membre supérieur droit est aussi volumineux que le membre supérieur gauche ; la température de la peau est égale des deux côtés. La circulation de l'artère humérale et de l'artère radiale du côté droit a été explorée à plusieurs reprises et a toujours été trouvée normale.

Les deux mains sont constamment moites à un faible degré ; il n'y a pas, sous ce rapport, de différence bien accusée entre les deux côtés.

Plusieurs traitements ont été essayés pendant le séjour du malade à l'hôpital Beaujon, du 23 août au 20 décembre. L'emploi du nitrate d'argent en pilules pendant plus d'un mois, puis du chlorure d'or et de sodium en solution, à la dose de 3, 4 et finalement 6 milligrammes par jour, jusqu'à la sortie de l'hôpital Beaujon, n'a produit aucun résultat appréciable. En même temps, pendant cinq semaines, on avait soumis le bras droit à l'action des courants faradiques (séance quotidienne de huit à dix minutes de durée).

Vers la fin du mois d'octobre, on commence à faire passer des courants continus par le membre paralysé. La durée de l'application des plaques est de douze heures environ ; on les applique le soir et on les retire le matin.

L'une des plaques est posée sur la face externe du bras, un peu au-dessous
de la partie moyenne; l'autre, vers la partie moyenne de la face postérieure
de l'avant-bras. Plus tard, cette seconde plaque est placée au-dessous et nu
peu en dehors de la partie moyenne de la clavicule, l'autre plaque
étant toujours posée au même point, sur la face externe du bras droit. Au
bout de trois semaines d'application des courants continus, un certain
degré de sensibilité avait aussi reparu dans la région de l'épaule, en avant
et en arrière et à la partie supérieure; mais on ne constatait encore aucun
mouvement du membre.

Le 20 décembre, la sensibilité avait reparu jusqu'au niveau des inser-
tions du deltoïde sur l'humérus : le malade pouvait imprimer de très légers
mouvements à ses doigts, mouvements pendant lesquels on voyait se des-
siner les tendons des extenseurs.

Il quitte l'hôpital Beaujon le 24 décembre 1878, et, après avoir séjourné
deux jours dans l'hôpital temporaire (hôpital Laennec), il entre à l'hôpital
de la Charité le 27 décembre.

Les renseignements qu'il donne à ce moment sont conformes à ceux qui
ont été recueillis par M. Nélaton dans le service de M. Raymond. C'est
un grand jeune homme, un peu maigre, un peu pâle, à faciès fatigué et
d'aspect lymphatique. Son intelligence est tout à fait intacte; sa mémoire est très nette. En dehors de tout ce qui a déjà été noté, on constate, sur le bras et sur l'avant-bras du côté droit, deux petites cicatrices
rouges d'eschares produites par l'application des courants continus. Il n'y
a pas de liséré de Burton sur les gencives.

Le membre supérieur gauche est entièrement normal, à tous les points
de vue, et l'a toujours été d'ailleurs. Le membre supérieur droit, au contraire, est tout à fait immobile; la main est flasque, les doigts sont dans la
demi-flexion, sans contracture; le malade ne leur imprime aucun mouvement volontaire; on n'a d'ailleurs pas insisté, car on ne savait pas à ce moment qu'il eût déjà un peu remué les doigts à l'hôpital Beaujon. La sensibilité est abolie à partir de la région moyenne du bras; au-dessus de cette
région, elle existe, mais obtuse.

Aucune déviation des traits; pas d'inégalité des pupilles; sensibilité intacte des deux côtés de la face. Le fonctionnement des organes des sens
est intact des deux côtés.

Le membre inférieur droit est absolument dans l'état normal, comme le
gauche, sous tous les rapports. Le malade marche sans la moindre irré-
gularité. Il se tient aussi bien debout sur la jambe droite seule que sur la
gauche.

Les diverses fonctions s'accomplissent d'une manière normale. Le malade a cependant un peu de diarrhée; mais elle ne date que de quelques
jours et elle s'arrête dès le surlendemain de l'entrée à l'hôpital, sous l'influence du diascordium.

Le cœur et les poumons n'offrent aucun indice d'une lésion quelconque.

Le pouls radial présente les mêmes caractères au bras droit et au bras
gauche : rien qui puisse faire penser à une modification des parois arté-
rielles.

Le 31 décembre, on prescrit le traitement suivant : *iodure de potassium,*

2 grammes par jour; *électrisation* tous les deux jours à l'aide de courants faradiques.

On fait usage d'abord du pinceau métallique. On constate que la sensibilité de la peau à l'électricité est abolie, de même que la sensibilité au simple contact, à la pression, à la piqûre, au pincement, au froid, à la chaleur. Lorsqu'on faradise pendant quelques minutes, avec un fort courant, la peau de la face dorsale de l'avant-bras, le malade n'y éprouve aucune sensation; mais il finit par percevoir une impression de picotement douloureux dans l'épaule du même côté; cette impression est plus ou moins vive, selon l'intensité du courant.

Si l'on se sert d'éponges, on reconnaît, mieux encore qu'avec le pinceau, que la contractilité des muscles de l'avant-bras et de la main est intacte : la sensibilité de ces muscles à l'électricité est abolie; en outre, le malade, en fermant les yeux, n'a aucune conscience des mouvements que l'on fait exécuter à la main et aux doigts par la faradisation des muscles.

M. Vulpian recommande de limiter la faradisation à une région très peu étendue, et toujours la même, de la peau de la face postérieure de l'avant-bras (5 à 6 centimètres carrés), et de se servir pour cela du pinceau métallique, l'autre excitateur (cylindre de cuivre muni d'une éponge mouillée) étant placé d'ordinaire sur la face dorsale de la main droite.

Si l'on froisse le nerf cubital droit en dehors et au-dessus de l'épitrochlée, on ne produit aucune sensation de fourmillements dans le petit doigt et l'annulaire correspondants, tandis que la même exploration, faite du côté gauche, provoque des fourmillements très nets dans les doigts de ce côté.

4 *janvier* 1879. On remarque ce jour-là que le malade peut contracter très légèrement l'extenseur commun de la main et des doigts : les tendons de ce muscle soulèvent un peu la peau lorsque le malade fait un effort d'extension; les doigts paraissent ne pas bouger.

6 *janvier*. En pinçant la peau, on reconnaît que la région sensible du membre supérieur s'est étendue de haut en bas dans une longueur de 1 centimètre environ.

La sensation de picotement à l'épaule pendant la faradisation de l'avant-bras est plus forte que les jours précédents. Le malade frotte vivement avec la main gauche la région qui est le siège apparent de ces picotements.

Après l'électrisation, les cinq doigts de la main droite peuvent se mouvoir très légèrement; l'annulaire et le médius se fléchissent un peu; le poignet commence à exécuter un faible mouvement d'extension.

8 *janvier*. Quand on faradise la face postérieure de l'avant-bras, le malade sent toujours des picotements à la face postérieure de la région scapulo-humérale. On faradise pour la première fois la face palmaire de l'avant-bras; des picotements semblables, tout aussi forts, se produisent en avant, au-dessous de la clavicule. Lorsque la faradisation de la face palmaire de l'avant-bras a duré quelques instants, elle commence à être sentie dans cette région, ce qui n'existait pas le premier jour du traitement. La sensibilité au pincement s'est étendue de 3 à 4 centimètres de haut en bas, sur le bras.

10 *janvier*. Hier, le malade a ressenti, dans la journée, un léger fourmil-

lement dans le pouce, l'index et le médius de la main droite ; ce fourmillement a duré plus de dix minutes.

Les mouvements de la main et des doigts sont plus étendus aujourd'hui.

On faradise la face dorsale de l'avant-bras ; pas de fourmillements dans les doigts.

On prescrit une séance quotidienne de faradisation à compter de ce jour.

11 janvier. On prend la température des deux aisselles avec le même thermomètre : à droite, 36°,8 centigrades ; à gauche, 37°,8 centigrades.

15 janvier. La sensibilité a reparu à l'avant-bras droit, dans le quart supérieur du tégument de ce membre ; elle y est encore obtuse : elle est redevenue normale dans le tégument du bras.

19 janvier. Toujours quelques fourmillements dans la pulpe des doigts de la main droite, dans la journée ; les mouvements de flexion des doigts (à l'exception de l'auriculaire, qui est encore complètement inerte) sont maintenant assez prononcés pour que le malade puisse saisir et serrer faiblement le dynamomètre ; de cette main il fait dévier l'aiguille de cet instrument de 8 degrés ; de la main gauche, de 57.

20 janvier. Le tiers supérieur de l'avant-bras est sensible ; la région sensible est limitée par une circonférence régulière. Le membre droit paraît un peu plus grêle que le gauche. La plus grande circonférence du bras droit mesure 215 millimètres ; celle du bras gauche, 225. La plus grande circonférence de l'avant-bras a une longueur de 225 millimètres ; celle de l'avant-bras gauuhe, de 240.

Le petit doigt de la main droite commence à se mouvoir légèrement.

21 janvier. On suspend l'emploi de l'iodure de potassium pendant trois jours. La sensibilité s'est encore un peu étendue de haut en bas.

22 janvier. La faradisation à l'aide du pinceau métallique est tentée sur toute la face postérieure de l'avant-bras ; lorsqu'elle est faite sur les doigts, elle y provoque des fourmillements.

23 janvier. Pressé dans la main droite, le dynamomètre marque 10 degrés avant la faradisation et 17 après. La faradisation de l'avant-bras ne détermine presque plus de picotements dans la région de l'épaule ; la sensibilité de la peau à l'électricité faradique existe maintenant sur tout le membre jusqu'à la pulpe des doigts.

24 janvier. La sensibilité au pincement a reparu, à un notable degré, dans le tiers inférieur de l'avant-bras. Des fourmillements se font sentir dans les doigts pendant une grande partie de la journée. Le malade reprend 2 grammes d'iodure de potassium par jour.

25 janvier. Dynamomètre : 19 degrés avant la faradisation, 23 après.

30 janvier. La sensibilité au pincement existe jusqu'au niveau des articulations métacarpo-phalangiennes ; elle gagne un peu les doigts.

6 février. La sensibilité existe jusqu'aux extrémités des doigts. Tous les mouvements du membre supérieur droit sont possibles et se font sans beaucoup d'efforts. Depuis deux jours, le malade est employé comme infirmier dans la salle où il est en traitement. On continue à l'électriser.

On avait remarqué, au début du traitement par la faradisation dans le service de M. Vulpian, que la rougeur de la peau provoquée par la faradisation dans la région excitée directement par le pinceau métallique ne disparaissait qu'au bout de dix, douze, quinze heures. Maintenant cette rougeur dure moins de deux heures.

10 *février*. Dynamomètre : main droite, 30 degrés ; main gauche, 60.

27 *février*. Dynamomètre : main droite, 35 degrés ; main gauche, 60.

Le malade se sert presque aussi bien de sa main droite que de sa main gauche ; cependant la main droite est un peu plus faible ; il écarte un peu moins le pouce de cette main, dans le mouvement d'abduction forcée, que celui de l'autre main.

Il quitte l'hôpital quelques jours plus tard, en très bon état.

Il s'agit, en résumé, dans cette observation, d'un jeune homme ayant éprouvé, dans son enfance, divers accidents morbides pouvant se rattacher à la diathèse scrofuleuse, et qui est pris subitement, à l'âge de dix-huit ans, le 1er août 1878, d'une attaque probablement apoplectique. Cette attaque dure une vingtaine de minutes, et lorsque le malade reprend ses sens, son membre supérieur droit est complètement paralysé. Sauf un peu d'aphasie très passagère, la paralysie a été limitée exclusivement à ce membre. Il n'y a pas eu de déviation de la face et le membre inférieur n'a pas présenté le moindre affaiblissement, même dans les moments qui ont suivi l'attaque. Le malade a été très affirmatif sur ce point. De quelque façon qu'on l'ait interrogé, ses réponses ont été invariablement les mêmes à cet égard : le membre supérieur droit a été la seule partie du corps paralysée.

Non seulement le membre supérieur droit avait perdu tout mouvement, mais encore il était absolument insensible ; il y avait paralysie de la motilité et de la sensibilité et l'anesthésie était complète sous tous les rapports.

Ce jeune homme est d'abord traité par les courants interrompus, le nitrate d'argent, le chlorure d'or et de sodium, sans amélioration appréciable. Il est soumis ensuite à l'influence des courants continus ; la sensibilité commence à reparaître au niveau de l'épaule et de la partie supérieure du bras et, vers la fin de décembre, on constate quelques mouvements très légers de certains doigts. L'anesthésie est encore complète alors dans la partie inférieure du bras, l'avant-bras et la main, et ces parties sont encore paralysées du mouvement d'une façon presque complète.

A partir du 31 décembre, on pratique la faradisation cutanée, portant sur une région limitée de l'avant-bras, et l'on prescrit en même temps de l'iodure de potassium. Une amélioration rapide se produit et le malade sort guéri ou à peu près à la fin du mois de février.

A quelle lésion peut-on rapporter la monoplégie brachiale dont ce malade a été atteint? Il est probable que cette paralysie a eu pour cause une hémorrhagie encéphalique. Il n'y avait eu antérieurement chez le malade aucune atteinte de rhumatisme; le cœur était normal et les artères ne présentaient aucun indice d'athéromasie précoce : il est donc peu vraisemblable qu'il puisse y avoir eu chez ce jeune homme une obstruction brusque (embolie) ou très rapide (thrombose plus ou moins pure) d'une des artères de l'éncéphale. Au contraire, la marche des accidents permet de supposer qu'il y a eu une hémorrhagie intracrânienne. L'attaque apoplectique a été précédée et accompagnée d'accès de céphalalgie intense, comme si un travail préparatoire avait eu lieu dans l'encéphale, ou plutôt comme si une formation néoplasique, inflammation ou autre, avait préexisté dans le côté gauche de la cavité crânienne, c'est-à-dire du côté où se faisait surtout sentir le mal de tête. On sait que c'est là la marche très habituelle des accidents, lorsqu'une hémiplégie plus ou moins complète se produit chez un malade atteint de tumeur cérébrale : il y a d'abord une céphalalgie très vive en général, exacerbante, souvent limitée, persistant pendant des jours, des semaines, des mois; puis survient une attaque apoplectique plus ou moins brusque, suivie d'hémiplégie plus ou moins pareille au type ordinaire.

Il est à présumer qu'il existait un néoplasme intracrânien chez notre malade. Il avait eu des affections strumeuses pendant son enfance et il ne serait pas impossible qu'une lésion de la même nature, très limitée, se fût développée à l'intérieur du crâne. Cette lésion, accompagnée d'irritation, aurait produit tout autour d'elle des congestions devenues plus vives par instants, et l'un des accès de congestion, plus intense que les autres, aurait eu pour résultat la rupture d'un vaisseau, c'est-à-dire une hémorrhagie.

C'est là une hypothèse que je n'indique que sous toutes réserves, mais les difficultés qu'elle soulève ne doivent pas être regardées comme des objections péremptoires. Comment la lésion préalable s'était-elle développée sans produire d'autres phénomènes morbides qu'une céphalalgie violente? Qu'est devenue cette lésion, une fois que l'hémiplégie a disparu? A ces questions on peut répondre d'abord que la céphalalgie avait été le seul symptôme précurseur dans certains cas où une hémorrhagie cérébrale mortelle a permis de constater *de visu* la présence, dans le crâne, d'un néoplasme préexistant, et d'autre part, que le caractère latent du néoplasme, dans le cas dont je viens de rapporter l'observation, n'a pas été modifié par l'accident hémorrhagique qui est intervenu. Bien plus, ainsi que je l'ai vu plusieurs fois, dans des circonstances analogues, la céphalalgie a disparu presque en même temps que l'hémorrhagie a eu lieu.

Que deviendra la lésion qui a précédé et provoqué l'hémorrhagie intracrânienne ? Disparaîtra-t-elle par résorption ? S'atrophiera-t-elle en subissant quelque métamorphose momifiante? Ou bien persistera-t-elle et deviendra-t-elle, qu'elle s'accroisse ou non, le point de départ de nouveaux accidents : paralysies partielles par compression de telle ou telle région des centres nerveux ou des nerfs crâniens, hémorrhagies cérébrales plus ou moins graves que celle qui s'est déjà produite, etc. ? Ce sont des points sur lesquels l'obscurité du diagnostic anatomo-pathologique empêche d'émettre une présomption quelconque.

S'il est difficile de se former une idée quelque peu nette sur la nature de la lésion préalable (dans l'hypothèse où une telle lésion aurait existé), il est difficile aussi de déterminer sans hésitation le siège de cette lésion et même celui de l'hémorrhagie qu'elle a provoquée.

L'idée qui se présente tout d'abord à l'esprit, c'est que l'hémorrhagie s'est faite dans une des circonvolutions marginales, dans la frontale ascendante gauche, près de la grande scissure interhémisphérique, c'est-à-dire dans la région que l'on considère comme le centre cortical moteur du membre supérieur droit. Mais cette localisation permet-elle d'expliquer l'existence simultanée, et dès le début, d'une paralysie complète du mouvement et d'une paralysie non moins complète de la sensibilité dans ce membre? L'anesthésie portait sur tous les modes de la sensibilité ; le malade ne ressentait ni le contact simple, ni le frottement, ni la pression, ni les piqûres, ni les pincements, ni le froid, ni le chaud, ni l'électricité ; la sensibilité musculaire était abolie aussi.

Une lésion de la partie supérieure des circonvolutions marginales peut-elle donner lieu à une monoplégie brachiale offrant ces caractères ? On serait conduit à le nier, en se fondant sur les résultats de l'expérimentation sur les animaux. Bien que les points de l'écorce cérébrale dits *centres moteurs des membres* soient doués d'une sensibilité que les courants électriques peuvent mettre en évidence, l'ablation de ces points d'un côté ne produit qu'un affaiblissement de la motilité des membres du côté opposé, sans modification bien nette de la sensibilité de ces mêmes parties. D'autre part, dans la presque totalité des faits cliniques de lésions siégeant dans ces régions de l'écorce grise du cerveau chez l'homme, on n'a observé qu'une paralysie de la motilité du membre supérieur, la sensibilité restant intacte. Il y a, il est vrai, quelques rares faits exceptionnels, mais on peut se demander si, dans ces cas, la lésion était bien limitée exclusivement à cette partie de la substance grise cérébrale. C'est pour cela qu'on peut hésiter, dans le cas en question, à admettre, comme suffisant à expliquer l'ensemble symptomatique observé, l'existence d'une lésion concentrée dans l'enceinte de l'îlot de substance grise corticale que plusieurs physiologistes regardent comme le centre cérébro-moteur du membre supérieur.

Peut-on supposer qu'il y ait eu deux lésions simultanées, deux foyers apoplectiques produits en même temps : l'un, vers la partie supérieure de la circonvolution frontale ascendante du côté gauche ; l'autre, dans la partie de l'écorce grise du lobe occipito-sphénoïdal, que M. Ferrier considère comme le centre de la sensibilité cutanée? Evidemment, on pourrait ainsi imaginer une hypothèse fondée sur les enseignements, plus ou moins acceptables, de l'expérimentation, hypothèse à l'aide de laquelle on réussirait à peu près à rendre compte de l'existence simultanée de l'anesthésie cutanée et de la paralysie de la motilité dans le cas dont il s'agit. Mais cette hypothèse ne serait pas encore suffisante, car elle n'expliquerait pas facilement l'anesthésie musculaire.

Pourrait-on admettre une autre supposition, qui consisterait à placer le siège de l'hémorrhagie dans la capsule interne, c'est-à-dire dans une partie de l'encéphale où se trouvent rapprochés les uns à côté des autres les conducteurs des impressions sensitives et ceux des excitations volontaires? Mais les difficultés seraient encore plus grandes. On ne connaît pas, je crois, d'exemple de monoplégie brachiale, ayant d'emblée ce caractère, et qui ait eu pour cause une lésion de la capsule interne. D'ailleurs, comment se figurer une lésion des radiations pédonculaires qui détermincrait en même temps une paralysie complète du mouvement d'un membre supérieur et une anesthésie cutanée et musculaire de ce membre, en respectant la moitié correspondante de la face, le membre inférieur du même côté et la vue, l'ouïe, le goût, l'odorat de ce côté? Et la guérison complète de la paralysie des mouvements et de la sensibilité pourrait-elle avoir lieu, s'il existait une lésion de la capsule interne pouvant produire ces troubles morbides au degré qu'ils ont présenté dès le début et pendant plus de trois mois et demi?

En somme, la première hypothèse, celle qui place le siège de la lésion paralysante dans l'écorce cérébrale, me paraît, malgré toutes ses incertitudes, moins inacceptable que la supposition d'après laquelle cette lésion aurait eu pour siège la partie postérieure de la capsule interne, ou encore, si l'on veut, une région spéciale du pédoncule cérébral, avant son entrée dans l'hémisphère correspondant.

La paralysie de la sensibilité et de la motilité du membre supérieur droit aurait-elle, chez R..., disparu spontanément, c'est-à-dire sans traitement, avec le temps? On n'est pas en droit d'affirmer qu'une guérison de ce genre était impossible : cependant la persistance de cette paralysie pendant près de quatre mois, alors qu'on mettait en usage un traitement peu efficace, autorise à penser que l'état du malade ne se serait amendé que bien lentement si on eût abandonné l'affection à son cours naturel. L'amélioration rapide qui s'est produite sous l'influence d'un traitement énergique par l'électricité, montre bien aussi que la thérapeutique a eu la principale part dans la disparition de la paralysie du mouvement et de la sensibilité.

Le malade avait déjà été soumis à l'action de l'électricité avant d'entrer dans mon service. Les courants faradiques employés au début n'avaient produit aucun changement favorable : la paralysie du mouvement et de la sensibilité du membre supérieur droit était restée ce qu'elle était au début de cet essai de traitement. Cet insuccès tenait sans doute un peu au mode d'emploi de ces courants, et beaucoup probablement à l'époque où la faradisation avait été appliquée, c'est-à-dire au peu de temps écoulé depuis l'attaque.

Les courants continus essayés ensuite ont eu évidemment plus d'effet que les courants induits, saccadés. Au bout de trois semaines, la sensibilité commençait à reparaître à la région supérieure de l'épaule droite : après sept semaines de ce traitement la partie supérieure du bras était redevenue sensible, et, bien que la paralysie du mouvement fût encore extrêmement prononcée, le malade pouvait imprimer à ses doigts quelques mouvements très lents, extrêmement limités.

L'amélioration n'a pourtant commencé à devenir rapide qu'à dater du moment où, entré dans mon service, le malade a été soumis à la faradisation suivant le mode particulier que j'ai essayé pour ces sortes de cas. Ce mode consiste à employer exclusivement le pinceau métallique et à faradiser, au moyen de cet excitateur, une région très limitée de la partie paralysée, en faisant usage des plus forts courants. On provoquait ainsi chez ce malade des contractions énergiques des muscles passant au-dessous de la région excitée, le courant étant trop intense pour ne pas traverser le tégument cutané (1); mais cependant ce tégument était faradisé bien plus vivement qu'il ne l'eût été par l'éponge et, en fait, on obtenait ce que l'on désirait, c'est-à-dire une violente excitation de la peau.

Le résultat n'a pas été celui que j'attendais. Depuis ce que j'avais vu dans d'autres cas d'anesthésie de cause cérébrale, je pensais que la faradisation ainsi pratiquée ferait reparaître la sensibilité en même temps dans tous les points du membre supérieur et il me paraissait intéressant de chercher s'il en serait de même de la motilité. Or, les choses se sont passées tout autrement. Malgré l'intensité des courants faradiques employés, on n'a pas pu réveiller la sensibilité dans la région de peau directement excitée ; cette région du tégument cutanée n'est redevenue sensible qu'à son tour, pour ainsi dire. La sensibilité qui avait commencé à reparaître au niveau de l'épaule et de la partie supérieure du bras, avant l'entrée du malade à l'hôpital de la Charité, s'est étendue peu à peu, progressivement, de haut en bas, dans les diverses parties du membre supérieur ; l'avant-bras est redevenu sensible après le bras ; la main a repris sa sensibilité après l'avant-bras ; les doigts, après la main.

(1) J'ai dit dans l'observation que la contractilité musculaire était tout à fait intacte : il est clair que cette constatation eût éloigné l'idée d'une paralysie saturnine, si le mode de début de la paralysie et ses divers caractères n'avaient pas, au premier abord, fait rejeter complètement cette idée.

En constatant une insensibilité aussi absolue dans un cas de monoplégie brachiale produite par une lésion cérébrale, on s'était demandé si les extrémités des nerfs sensitifs ne s'étaient point altérées et si l'anesthésie ne tenait pas à une altération périphérique de ce genre; mais, en froissant le nerf cubital contre la gouttière olécranienne, on avait reconnu que ce tronc nerveux ne possédait aucune sensibilité, et l'on avait pu en conclure que l'anesthésie était expliquée suffisamment par une lésion centrale empêchant les impressions, portant sur les fibres nerveuses sensitives du membre supérieur droit, de se transformer en perceptions. D'ailleurs une particularité assez intéressante est venue démontrer que les extrémités des nerfs sensitifs n'avaient pas perdu toute excitabilité. Lorsqu'on faradisait avec de forts courants la peau de l'avant-bras, le malade, qui n'éprouvait aucune sensation de douleur ou même de contact dans les points directement excités, ressentait de forts picotements dans la région de l'épaule. soit en arrière, soit en avant, suivant que la faradisation portait sur la face postérieure ou sur la face antérieure de l'avant-bras. Ces picotements constituaient une sensation assez pénible, et le malade était amené à frotter vivement la région où ils se manifestaient, avec sa main gauche, ce qui lui semblait le soulager. Comment interpréter cette sensation de picotement? Il est vraisemblable qu'elle était due à l'excitation produite par la faradisation de la peau de l'avant-bras dans la région de la moelle cervicale qui donne naissance au plexus brachial : l'espèce d'impression médullaire ainsi provoquée était transmise au cerveau ; mais, au lieu d'une sensation générale de picotement dans toute la région de la peau en relation d'innervation avec la partie du centre médullaire excitée, la sensation se limitait aux points de cette région qui avaient recouvré leur sensibilité, c'est-à-dire aux points dont les relations avec les centres perceptifs s'étaient rétablies. Mais pourquoi l'excitation médullaire ne se bornait-elle pas aux foyers d'origine des fibres nerveuses directement électrisées : à ceux des fibres du nerf radial, pour la face postérieure de l'avant-bras ; à ceux des fibres du nerf médian ou du nerf cubital, pour la face palmaire de ce même segment du membre? Il y avait là un phénomène d'irradiation intramédullaire dont on pourrait trouver l'analogue dans les faits de névralgie dentaire ou autres. Ce qui ressort assez clairement des phénomènes par lesquels se manifestait cette irradiation, c'est que les com-

munications intramédullaires sont surtout possibles entre les
foyers d'origine des nerfs de toute la face postérieure de l'avant-
bras et ceux de la face postérieure de l'épaule, d'une part, et,
d'autre part, entre les foyers d'origine des nerfs cutanés de la
face palmaire de l'avant-bras et ceux des nerfs de la région antérieure de l'épaule et de la région voisine du grand pectoral.

Le retour de la sensibilité dans la main a été accompagné de
sensations de fourmillements. Ce phénomène rappelle ce qui se
produit dans la main ou le pied, à la suite d'un engourdissement
profond déterminé par la compression des nerfs brachiaux ou du
nerf sciatique : le réveil de la sensibilité dans ces parties est précédé
et accompagné, comme on le sait, de fourmillements, de vibrations, dans les extrémités des membres engourdis.

La réapparition de la motilité s'est faite en suivant une marche
analogue à celle du retour de la sensibilité. Cependant le fonctionnement des muscles ne s'est pas rétabli de haut en bas aussi
régulièrement que cela avait eu lieu pour la sensibilité, et, de
plus, le mouvement volontaire a reparu, très faible, il est vrai,
mais incontestable, dans des parties offrant encore une anesthésie
complète. C'est ainsi que, vers la fin du mois de décembre, on
constatait déjà de très légers mouvements des doigts, alors qu'il
y avait encore anesthésie musculaire et cutanée complète de la
moitié inférieure du bras, de tout l'avant-bras et de la main.

Quel a été le mécanisme de l'influence du traitement?

Je ne parle pas du nitrate d'argent et du chlorure d'or qui
ont été administrés au début et pendant plusieurs semaines :
l'action de ces médicaments a été nulle. Quant à l'iodure de potassium, prescrit lors du séjour du malade à l'hôpital de la Charité, il a peut-être été utile ; il est toutefois difficile de faire la part
qui peut lui appartenir dans le succès de la médication, puisque
l'on faisait en même temps un traitement méthodique par l'électricité. Mais l'influence des courants électriques ne saurait être
mise en doute, puisqu'une amélioration notable s'était déjà produite, lorsqu'on faisait passer des courants continus pendant
plusieurs heures par le membre paralysé, avant qu'on eût prescrit de l'iodure de potassium. En réalité, c'est au traitement par
l'électricité, je n'en doute pas, qu'il faut attribuer la marche
rapide de l'amélioration.

Lorsque les lésions en foyer, siégeant dans le cerveau proprement dit, ne sont pas très étendues, il est probable qu'elles laissent intacts de nombreux éléments qui peuvent, dans des conditions favorables, suppléer ceux qui ont été détruits. Cette suppléance ne s'établit pas immédiatement; elle ne devient possible qu'à la longue et progressivement. Ces éléments ont besoin d'être pour ainsi dire longtemps sollicités à entrer en action dans le sens du fonctionnement des parties détruites. Il est permis d'admettre que, lorsqu'on soumet à des excitations, et surtout à des excitations électriques, les extrémités périphériques des nerfs paralysés, les stimulations plus ou moins indirectes subies par les éléments du cerveau qui peuvent se charger de la suppléance en question, contribuent à les faire sortir de leur torpeur physiologique, s'ils sont en état de léthargie fonctionnelle, ou à les entraîner peu à peu à jouer en surplus un nouveau rôle, s'ils en ont déjà un à remplir.

La paralysie du membre supérieur droit a disparu en suivant une marche descendante, c'est-à-dire que le tégument et les muscles de l'épaule ont repris leurs fonctions tout d'abord, et que la main et les doigts ont été les dernières parties à recouvrer leur sensibilité et leur motilité. Cela tient à ce que la paralysie était plus complète dans la partie inférieure du membre que dans la partie supérieure, ce qui est le fait ordinaire dans les cas de paralysie du membre supérieur produite par des lésions encéphaliques. Les mouvements de la main paraissent soumis d'une façon plus étroite à l'influence cérébrale que ceux du reste du membre supérieur et il en est probablement de même (l'observation de R... tend à le démontrer) de la sensibilité de ces mêmes parties. La suppléance est sans doute, par suite, beaucoup plus difficile à établir pour l'innervation centrale de la main que pour celle des autres segments du membre supérieur.

La seconde observation se rapproche, par certains côtés, des faits connus d'hémiplégie de cause cérébrale avec hémianesthésie du même côté; mais elle en diffère sous plusieurs rapports. En outre, le succès si complet qu'a eu, dans ce cas, la faradisation pratiquée sur une région limitée du côté paralysé me paraît digne de l'attention des praticiens.

Obs. II. — Lésion en foyer dans la moitié droite de l'encéphale. — Hémiplégie peu prononcée du côté gauche. Hémianesthésie complète du même côté, intéressant les organes des sens. Douleur névralgique dans la région antérieure du côté gauche du thorax. Tremblement des muscles des membres paralysés. Traitement par la faradisation cutanée. Guérison. — Le nommé Th..., âgé de quarante-cinq ans, journalier, entre à l'hôpital de la Charité, dans le service de M. Vulpian, salle Saint-Jean-de-Dieu, 17 *bis*, le 27 mars 1879.

Père mort de pustule maligne ; mère morte de pleurésie. Aucune maladie du système nerveux dans la famille. Le malade n'a pas eu la syphilis ; il n'a pas d'habitudes alcooliques ; il a eu autrefois la fièvre intermittente, sans gravité particulière. Depuis lors, très bonne santé ; pas de maux de tête habituels.

C'est un homme vigoureux, d'une intelligence épaisse, apathique ; il travaille habituellement comme terrassier.

Il y a une quinzaine de jours, il travaillait dans un souterrain, lorsqu'il est tombé sans connaissance. Jamais pareil accident ne lui était survenu, jamais même il n'avait eu d'étourdissements. Il ne sait combien de temps a duré la perte de connaissance. Lorsqu'il est revenu à lui, il a pu se tenir debout et marcher ; mais il avait un peu de tendance au vertige et il traînait le pied gauche ; son bras gauche était plus faible que le bras droit, sans offrir une paralysie bien marquée. Il pouvait parler comme dans son état ordinaire ; il entendait bien, mais ne voyait pas de l'œil gauche, quoiqu'il pût ouvrir et fermer les paupières. Reconduit chez lui, il s'est plaint surtout d'une vive douleur dans le côté gauche du thorax, en avant, principalement dans la région précordiale, douleur accompagnée d'une sensation très pénible d'étouffement. On a appliqué sur le siège de la souffrance un vésicatoire volant, qui ne paraît pas avoir produit une amélioration appréciable. Il est resté chez lui, marchant dans sa chambre difficilement, plutôt à cause du retentissement douloureux de la marche dans le côté gauche du thorax que par suite de la faiblesse du membre inférieur, car l'affaiblissement, assez marqué au début, diminuait progressivement chaque jour. Il portait un bandage de corps, assez serré autour du thorax, ce qui paraissait le soulager un peu. Il n'a pas eu de nouvelle attaque depuis celle qui s'est produite il y a quinze jours.

C'est dans cet état qu'il entre à l'hôpital de la Charité, marchant assez bien, tout en ayant le membre inférieur gauche moins ferme que le droit et en conservant un peu de tendance au vertige ; il a la tête un peu étonnée, et comme il est faiblement doué sous le rapport de la vivacité intellectuelle, on éprouve une certaine difficulté à obtenir tous les renseignements qu'on lui demande. Son bras gauche est évidemment moins fort que le bras droit, et il semble même que le bras droit n'a pas la vigueur qu'il devrait avoir. Il serre, en effet, assez faiblement des deux mains ; il dit qu'il est très inhabile de la main gauche, et qu'il laisse tomber les objets qu'il tient de cette main, s'il n'y fait pas grande attention.

La peau des deux membres du côté gauche, dans toutes leurs parties, celle de toute la moitié gauche du corps, du cou et de la face, est absolument insensible au contact simple, à la pression, à la piqûre, au pincement, à l'électricité faradique.

Le *goût* est aboli du côté gauche ; le malade ne sent le goût ni du sel, ni du sucre, ni du tabac à priser, ni du sulfate de quinine déposé sur la moitié gauche de la langue.

L'*ouïe* paraît intacte des deux côtés.

La *vue* de l'œil gauche est très affaiblie. De cet œil, le malade ne voit presque pas; les objets semblent environnés d'un épais brouillard; le doigt placé à 2 décimètres de distance n'est aperçu que confusément. Il y a un peu d'épiphora de ce côté.

On n'a pu avoir de renseignements nets sur l'état de l'odorat.

Le voile du palais est absolument insensible au contact et à la piqûre.

Le malade se plaint de sa douleur thoracique; elle est continue; supportable, lorsque le malade est au lit, étendu sur le dos, elle devient intolérable dans certains mouvements du tronc, par exemple dans le mouvement exécuté pour se tourner du dos sur le côté droit.

Hier, dans la journée, le malade avait eu un tremblement irrégulier, choréiforme, du membre supérieur gauche; ce matin, le même phénomène se serait reproduit, mais principalement dans le membre inférieur gauche.

28 *mars*. Aucune sensibilité du côté gauche aux courants faradiques; la sensibilité musculaire est abolie comme la sensibilité cutanée. La contractilité est intacte. Lorsqu'on fait marcher le malade, son pied gauche ne sent pas le sol sur lequel il s'appuie; mais ce pied ne traîne presque pas: a fatigue se produit rapidement.

On prescrit quatre pilules de 1 milligramme de sulfate de strychnine par jour et une séance quotidienne de faradisation portant exclusivement sur la face dorsale de l'avant-bras gauche, dans une région ayant environ 8 à 10 centimètres de longueur.

29 *mars*. Même état. L'essai de la force du malade à l'aide du dynamomètre confirme ce qu'on avait présumé relativement à l'état de la force des deux côtés. On fait serrer l'instrument successivement avec la main droite, puis avec la main gauche. La déviation de l'aiguille est de 30 degrés dans la main droite; elle est de 16 dans la main gauche.

L'épiphora a disparu.

30 *mars*. Chaque jour, lorsque le malade a marché, le tremblement déjà mentionné se produit dans le membre inférieur gauche.

31 *mars*. Le malade se plaint toujours de sa douleur de côté; c'est même là seulement ce qui l'aurait fait venir à l'hôpital. La région où siège la douleur s'étend obliquement de la troisième pièce du sternum jusqu'au-dessous de la pointe du cœur, et a une largeur de 10 à 12 centimètres. La douleur, qui est profonde et sourde dans le repos, devient, dans certains mouvements du malade, excessivement vive. La peau, dans cette région, est insensible : le contact, la piqûre et les courants faradiques n'y sont pas sentis. Au contraire, si l'on presse tant soit peu fort ou si l'on percute en ce point, on provoque une sensation extrêmement douloureuse, à arracher des cris au malade. Il n'y a aucun indice de fracture de côte, aucune trace de contusion dans cette région; l'auscultation n'y fait percevoir aucune modification morbide du murmure respiratoire ou des bruits du cœur. Depuis le jour de l'entrée, on a pratiqué chaque jour, dans cette région, une injection hypodermique de 1 centigramme de chlorhydrate de morphine : aucun soulagement.

1er *avril*. On faradise avec les excitateurs à éponges la région douloureuse du thorax : la faradisation éveille à peine une sensation vague, bien que l'on emploie le courant maximum de l'appareil. — Même état des organes des sens.

On continue les pilules de sulfate de strychnine et l'on prescrit en outre 1 gramme d'iodure de potassium. Faradisation faite à l'aide de deux excitateurs : l'un, le cylindre métallique creux, contenant une éponge mouillée, qui est appliqué sur la région douloureuse du thorax ; l'autre, le pinceau métallique, appliqué à sec sur la face dorsale de l'avant-bras, dans l'endroit indiqué plus haut.

4 avril. La sensibilité a reparu dans la paume de la main gauche et à la partie antérieure de la cuisse ; le pincement et la piqûre sont sentis dans ces régions. La pulpe des doigts est insensible. Sur tout le reste de la moitié gauche du corps, sauf quelques points de la partie antérieure du tronc, il y a anesthésie complète. Pendant la faradisation (de la face dorsale de l'avant-bras), le malade ressent quelques fourmillements dans la main et dans le poignet.

6 avril. La sensibilité au pincement et à la piqûre a reparu non seulement à la face antérieure de la cuisse, mais encore à la face interne de ce segment du membre inférieur ; il en est de même de la face antéro-interne de la jambe. Le contact simple est senti d'une façon vague dans ces régions.

8 avril. Les deux dernières phalanges de tous les doigts de la main gauche deviennent sensibles sur leur face palmaire. Le malade se sert mieux de ses doigts ; il sent mieux les différences de température des objets, et, lorsqu'il les saisit, il ne les laisse plus tomber. Dynamomètre : 40 degrés à droite, 28 à gauche.

9 avril. La face dorsale des phalanges commence à être sensible à la faradisation ; la douleur thoracique diminue depuis deux jours. On continue la faradisation, en la pratiquant de la façon indiquée plus haut.

11 avril. Rien de nouveau ; la sensibilité des doigts de la main gauche ne s'étend pas à la main elle-même ; elle s'arrête juste au milieu des articulations métacarpo-phalangiennes.

12 avril. La partie de la face dorsale de la main la plus rapprochée des doigts est devenue sensible.

Dans le membre inférieur gauche, la sensibilité revient, mais d'une façon très irrégulière : ainsi elle est nulle à la partie postérieure de la cuisse, tandis que, sur le reste de l'étendue de ce segment du membre, elle est à peu près revenue. A la face externe de la jambe, l'anesthésie existe dans les deux tiers inférieurs ; elle existe encore à la partie inférieure du mollet ; partout ailleurs, la sensibilité a reparu. Toutefois le pied offre une anesthésie complète.

Dans la moitié gauche de la face et de la tête, la peau est totalemen insensible.

13 avril. Même constatation ; la partie de la main redevenue sensible est un peu plus étendue après la faradisation qu'auparavant.

Dynamomètre : main droite, 71 degrés ; main gauche, 23°,5.

15 avril. Lorsque le malade, au lit, lève le membre inférieur étendu, on voit se produire du tremblement dans les muscles de la cuisse. Il n'y a pas de tremblement des muscles de la cuisse droite, quand on fait lever le membre de ce côté; mais, en faisant recommencer, il y a aussi du tremblement, moins marqué pourtant que du côté gauche.

La sensibilité est revenue sur toute l'étendue de la cuisse; à la jambe, la peau de la face externe est encore insensible.

Sur la face dorsale de la main, la peau de la partie la plus voisine du poignet n'a pas recouvré sa sensibilité.

20 avril. On faradise d'abord le nerf radial, en plaçant un des excitateurs à éponge mouillée sur la partie inférieure de la gouttière de torsion de l'humérus; l'autre excitateur, muni de même d'une éponge mouillée, un peu plus haut vers le milieu du triceps huméral. La main s'étend sur l'avant-bras, les doigts écartés les uns des autres, avec flexion des phalangines sur les phalanges. En même temps, le malade ressent des fourmillements dans le pouce, l'index et l'annulaire. Il y a donc, pour le radial, retour de la sensitivité. Les rhéophores sont ensuite placés sur le trajet du nerf cubital, l'un au niveau de la gouttière huméro-olécranienne, l'autre sur le triceps. La main se place dans l'adduction; les doigts se fléchissent sur la main; la main se fléchit sur l'avant-bras; le malade ne ressent aucun fourmillement dans la région cubitale de la main; le nerf cubital n'a donc pas encore recouvré sa sensitivité.

La sensibilité cutanée existe sur la face palmaire de la main gauche et s'arrête à 2 centimètres au-dessus du poignet, la région sensible s'étendant cependant un peu plus du côté radial de l'avant-bras. Sur la face dorsale de la main, la sensibilité existe au niveau des doigts et du métacarpe. La partie de la face dorsale de l'avant-bras la plus voisine du poignet est sensible aussi, à l'exception du bord cubital. Sur le reste du membre supérieur gauche, la peau est insensible. Anesthésie complète de la moitié gauche de la face. La sensibilité a reparu sur la moitié gauche du cou; il y a quelques plaques d'anesthésie sur la moitié droite du cou, ce qu'on n'avait pas encore remarqué.

Le malade se plaint beaucoup moins de sa douleur de côté; il sent qu'elle disparaît. La région douloureuse, au fur et à mesure que la douleur disparaît, recouvre sa sensibilité, mais irrégulièrement; il reste encore quelques plaques d'insensibilité; du côté droit du thorax, on trouve aussi quelques points où la sensibilité est diminuée.

La peau de la cuisse gauche a repris toute sa sensibilité; il en est de même du tégument cutané de la jambe, à l'exception de la face externe. Le pied gauche est tout à fait insensible.

Sur le membre inférieur droit, la sensibilité est normale.

On continue les quatre pilules de strychnine et l'iodure de potassium, qu'il prend à la dose de 2 grammes, depuis une quinzaine de jours.

26 avril. La sensibilité est revenue sur la moitié externe de la face antérieure de l'avant-bras, jusqu'à 2 centimètres au-dessus du pli du coude; sur la moitié interne, elle va en s'affaiblissant à mesure qu'on se rapproche du poignet; là elle est nulle. Sur la face dorsale de l'avant-bras gauche, anesthésie complète. La peau du bras gauche est insensible. Sur la moitié gauche du cou, du thorax, la sensibilité est revenue et le malade ne ressent presque plus sa douleur de côté.

L'œil gauche distingue beaucoup mieux les objets.

28 avril. La sensibilité a reparu sur toute la face palmaire de l'avant-bras et sur la moitié antérieure de la région bicipitale du bras. La faradisation du nerf cubital, au niveau de la gouttière huméro-olécranienne, provoque des fourmillements très vifs, perçus par le malade comme se produisant dans le petit doigt et l'annulaire.

4 mai. Depuis le 4 mai, ce malade est employé dans l'hôpital comme infirmier; dans la marche, le mouvement du membre inférieur gauche n'est pas aussi assuré que celui du membre inférieur droit; il y a souvent du tremblement du membre inférieur gauche après la marche ou même pendant la marche; la main gauche n'est pas aussi habile qu'elle l'était auparavant.

Les jours suivants, l'état de la sensibilité continue à s'améliorer, mais peu à peu, lentement.

Le 11 *mai,* le membre supérieur gauche n'offre plus qu'une bande d'anesthésie partant de la région dorsale du cinquième métacarpien et s'étendant sur le bord cubital de l'avant-bras et la face interne du bras. La moitié gauche de la face est encore insensible; le cou, de ce côté, n'a pas recouvré non plus toute sa sensibilité. Il y a de l'anesthésie cutanée dans la région antéro-externe de la jambe et sur tout le pied. Sur toutes les parties insensibles, le malade ne sent ni le contact, ni la pression, ni les pincements, ni les piqûres, ni le froid, ni le chaud, ni l'électricité.

La vue est maintenant aussi bonne de l'œil gauche que de l'œil droit, la cornée et la sclérotique de l'œil gauche sont insensibles au contact d'un corps étranger.

L'ouïe est diminuée du côté gauche (elle l'était probablement au début). La marche est maintenant facile et assurée; le malade ne traîne plus la jambe.

Dynamomètre : main droite, 80 degrés; main gauche, 52.

Le malade ne revient plus se faire électriser; il dit qu'il se considère comme guéri.

Dans le cas dont l'observation vient d'être rapportée, il paraît bien y avoir eu, au début, une attaque d'apoplexie due à une hémorrhagie encéphalique. Le malade était un homme bien portant jusque-là; il ne s'était livré à aucun excès. On n'a constaté aucun indice d'une affection du cœur ou d'une athéromasie prononcée des artères; il est donc peu probable que l'accident initial ait été une obstruction artérielle, avec anémie complète et immédiate d'un département encéphalique (obstruction suivie d'un ramollissement plus ou moins rapide de la région anémiée). Cependant je dois dire qu'en l'absence de renseignements bien circonstanciés sur les phénomènes qui ont précédé, accompagné et suivi immédiatement l'attaque apoplectique, il n'est pas possible d'être affirmatif en ce qui concerne la nature de la lésion cérébrale : je rappelle même que, dans nombre de cas, comme on le sait, la connaissance exacte de ces renseignements ne permet pas

d'établir le diagnostic entre l'hémorrhagie et l'anémie apoplectique de l'encéphale.

Quelle qu'ait été la nature de la lésion, et je répète que probablement il s'est agi d'une hémorrhagie, cette lésion s'est faite
brusquement et dans un point assez limité de l'encéphale. Si
l'on tient compte de tous les caractères de l'hémianesthésie et, en
particulier, de ce fait que les organes des sens étaient affectés
comme les membres, la face, le cou et le tronc, du même côté,
on sera conduit à admettre que la lésion siégeait en avant de la
protubérance, c'est à-dire dans un point où se trouvent réunis
les conducteurs de toutes les impressions, soit tactiles, soit vi-
suelles, auditives, etc. La motilité du côté devenu insensible était
aussi quelque peu intéressée, et elle a été un peu affaiblie pendant presque toute la durée de la maladie ; les conducteurs des
incitations motrices ont donc été atteints dans une certaine mesure, et on doit en inférer que ces conducteurs, ou certains
d'entre eux, se trouvaient dans la région où s'est produite la lésion. Quelle pouvait être cette région, dans laquelle une lésion
circonscrite abolissait la sensibilité de toute une moitié du corps,
en même temps qu'elle déterminait un affaiblissement des muscles de ce même côté ? Il me semble qu'on ne peut hésiter qu'entre deux régions : le pédoncule cérébral ou la partie postérieure
de la capsule interne. Partout ailleurs, on ne pourrait pas imaginer
une lésion assez circonscrite pour pouvoir ne produire qu'un état
morbide passager, et pour paralyser à la fois, d'une façon complète, la sensibilité d'une moitié du corps et, d'une façon incomplète, la motilité de cette même moitié. Si l'on veut aller plus
loin et chercher à établir une localisation plus précise, c'est-à-dire
choisir entre les deux régions qui viennent d'être indiquées, on
rencontre de sérieuses difficultés. Peut-être aurait-on pu tirer
quelque indice de l'état de l'odorat, si l'on avait insisté davantage sur l'examen de ce sens ; il est présumable, en effet, d'après
les données anatomiques, qu'il doit rester intact dans les cas
d'hémianesthésie produite par une lésion du pédoncule cérébral,
tandis qu'il est aboli ou affaibli dans les cas où l'hémianesthésie
a pour cause une lésion de la partie postérieure de la capsule interne. Mais cet indice nous fait défaut, et force nous est de chercher ailleurs des particularités distinctives.

On a noté, dans le cours de l'observation, que des plaques d'a-
nesthésie existaient du côté droit chez ce malade atteint d'hémi-

anesthésie du côté gauche. Ces plaques se trouvaient sur le cou et sur le thorax. Est-il nécessaire, pour s'en rendre compte, de supposer que, outre la lésion principale siégeant dans le côté droit de l'encéphale, il y avait une lésion beaucoup plus restreinte du côté gauche? Ne pourrait-on pas tout expliquer à l'aide d'une lésion du pédoncule gauche, atteignant, dans le point où elle se trouvait, quelques éléments sensitifs non encore entre-croisés, provenant du côté droit du cou et du thorax? Je ne sais si une telle supposition est légitime, car il reste encore bien des inconnues à dégager, relativement à la disposition des conducteurs de la sensibilité dans les pédoncles cérébraux; mais il est certain qu'elle serait absolument inadmissible, si on la modifiait en plaçant le siège de la lésion au-delà du pédoncule cérébral, dans l'hémisphère droit du cerveau.

Il faut encore prendre en considération une autre particularité : c'est l'existence de la douleur que le malade ressentait dans le côté gauche du thorax, et qui le préoccupait plus que l'insensibilité et la parésie des membres du côté gauche, douleur extrêmement intense par moments, surtout dans certains mouvements du tronc. Cette douleur n'a pas paru pouvoir être rapportée à une contusion, d'abord parce qu'il n'y a pas eu, à aucun moment, la moindre trace d'ecchymose, et puis surtout parce que, dans la région où siégeait cette douleur, on constatait une anesthésie cutanée complète, tandis que la peau dans les parties circonvoisines offrait une sensibilité s'éloignant peu de l'état normal. Cette douleur a donc été considérée comme produite par une lésion des centres nerveux, et l'on a pensé qu'elle pouvait avoir pour cause la lésion même qui avait produit l'hémianesthésie et l'hémiparésie. Il est assurément difficile de se faire une idée du mécanisme par lequel une lésion du pédoncule cérébral peut provoquer une douleur du côté opposé du thorax ; mais cela ne paraît pas inconciliable avec les données de l'anatomie et de la physiologie expérimentale, tandis que l'on ne serait peut-être pas autorisé à faire dépendre un tel symptôme d'une lésion de la capsule interne.

En somme, j'inclinerais vers l'hypothèse d'une lésion siégeant dans le pédoncule cérébral du côté droit ; mais il faut convenir qu'il n'y a pas de raisons décisives à faire valoir à l'appui de cette hypothèse, et qu'il est au moins une circonstance de l'observation qui plaiderait jusqu'à un certain point dans un autre sens, je veux parler du tremblement observé à diverses reprises dans les membres du côté atteint de parésie (et même un peu dans le membre inférieur du côté opposé). Peut-être ce tremblement paraîtra-t-il s'expliquer plus facilement en supposant que la lésion était située dans la partie postérieure de la capsule interne et la région voisine de la couche optique. C'est là, d'ailleurs, on doit le dire, une raison de peu de valeur, car rien ne prouve qu'une lésion du pédoncule cérébral ne puisse donner lieu à une hémiplégie offrant les caractères qui ont été constatés dans le cas en question.

Le traitement a consisté dans l'emploi à l'intérieur de l'iodure de potassium et dans la faradisation cutanée, pratiquée sur une région peu étendue de la face dorsale de l'avant-bras. C'est, du moins, de cette manière que l'électrisation avait été faite au début. Un peu plus tard, on a modifié le mode de faradisation, dans le but d'agir localement sur la région douloureuse du thorax : pendant que le pinceau métallique, en rapport avec un des rhéophores, était appliqué sur le milieu de la face dorsale de l'avant-bras, on plaçait au milieu de la région douloureuse du thorax un excitateur à éponge humide, en rapport avec l'autre rhéophore. La faradisation a été pratiquée de cette manière pendant tout le reste du temps du traitement; on n'a fait d'infraction à cette règle que lorsqu'on a voulu exécuter des explorations spéciales, par exemple l'électrisation du nerf radial ou du nerf cubital, etc. La sensibilité n'a reparu dans les diverses parties du membre paralysé que peu à peu et très irrégulièrement. Ainsi, tandis qu'elle se rétablissait d'abord à la main et beaucoup plus tard dans le tégument de l'avant-bras et du bras, elle reparaissait dans un sens à peu près inverse au membre inférieur : du moins le pied gauche restait insensible plus longtemps que le reste du membre; la peau de la face ne récupérait aussi sa sensibilité que très tardivement. Le retour de la sensibilité était dû évidemment à ce que de nouvelles routes s'étaient ouvertes au passage des impressions, ou à ce que des conducteurs comprimés par le foyer avaient récupéré leur liberté de fonctionnement, au fur et à mesure que ce foyer était revenu sur lui-même et que son volume s'était réduit : on s'était assuré, en effet, que l'anesthésie tenait bien à une lésion centrale et non à une lésion périphérique, en faradisant le tronc du nerf radial et celui du nerf cubital, et en constatant que la sensibilité reparaissait dans le territoire cutané amenée par ces cordons dès qu'ils avaient eux-mêmes recouvré la leur propre.

Le résultat du traitement a été très satisfaisant, puisqu'une guérison à peu près complète a été obtenue en deux mois et demi environ. L'influence de la faradisation me semble incontestable ; chaque jour, après la séance d'électrisation, on constatait un progrès plus ou moins accentué sous le rapport soit de la motilité, soit de la sensibilité, soit de l'une et de l'autre. Dans ce cas, l'action heureuse de l'électricité se manifestait non seulement dans le membre supérieur, soumis directement aux courants faradiques, mais encore dans le membre inférieur, qui n'a jamais été électrisé. En réalité, il ne s'est pourtant rien produit de comparable à ce que j'ai observé dans d'autres cas, où la faradisation d'une région limitée de la face dorsale de l'avant-bras faisait reparaître la sensibilité très rapidement, parfois dès la première séance, non seulement dans le membre supérieur tout entier, mais encore dans le membre inférieur, dans la face et dans les organes des sens. Ici la faradisation ne paraît avoir eu qu'un rôle adjuvant, mais très efficace ; la guérison doit être attribuée surtout au travail naturel et progressif de réparation qui s'est effectué dans les parties non détruites, mais indirectement lésées : en outre, il est probable que certains éléments nerveux, jusque-là plus ou moins étrangers à la transmission des impressions sensitives, sont devenus peu à peu propres à cette transmission, et qu'ainsi se sont ouvertes des voies auxiliaires qui ont concouru au rétablissement des relations entre les parties périphériques impressionnables et les centres de perception.

Le malade de l'observation suivante était atteint aussi d'hémiplégie, à la suite d'une attaque d'apoplexie. Chez ce malade, comme chez le précédent, la motilité était relativement peu intéressée, et il y avait, au contraire, une hémianesthésie complète. On a employé le même traitement, et ce traitement a produit une amélioration très notable.

Obs. III. — *Attaque apoplectique. Hémiplégie incomplète du côté droit, avec hémianesthésie complète de ce côté. Amélioration considérable par la faradisation limitée à une région peu étendue de la face dorsale de l'avant-bras droit.* — Le nommé R..., François, âgé de soixante-deux ans, employé de librairie, entre à l'hôpital de la Charité, salle Saint-Jean, 12, le 11 janvier 1869 (service de M. Vulpian).

Son père est mort à quarante-deux ans d'un cancer du foie et du pylore.

Pas d'affections du système nerveux dans sa famille. Le malade n'a pas eu de maladie grave; ni syphilis ni blennorrhagie. Il dit avoir fait quelques excès de boisson, sans cependant être grand buveur.

Le 9 décembre 1878, à dix heures du soir, il se trouvait sur l'impériale d'un omnibus; il faisait froid; il descend pour dîner dans un restaurant, et en sort pour rentrer chez lui. Il attribue sa maladie à ces changements brusques de température. Une fois rentré chez lui, en se déshabillant, il sent un engourdissement dans toute la moitié droite du corps; il ne peut pas se tenir debout et il tombe (il croit qu'il n'a pas perdu connaissance); il ne peut pas parler; il balbutie quelques mots pour appeler à son secours, et cela avec difficulté; il ne peut pas se relever seul; les membres du côté droit surtout sont engourdis, paralysés. Un médecin fait appliquer des sinapismes sur les membres inférieurs, mais le malade ne sent aucune brûlure; du reste, dit-il, il était dans une sorte de somnolence profonde : c'est à peine s'il répondait par quelques légers mouvements de la tête ou de la mâchoire. Il garde le lit pendant quinze jours; pendant ce temps il revient à lui petit à petit, les mouvements se rétablissent graduellement.

Il peut marcher dans sa chambre, mais il traîne la pointe du pied droit; il ne sent pas la pantoufle qui lui échappe.

La main droite est très faible, et les objets qu'elle tient s'en échappent si le malade ne les regarde pas.

Vers le 2 janvier 1879, il ne peut pas encore reprendre ses occupations.

Deux ou trois jours avant d'entrer à la Charité, il se rend à la clinique du docteur Tripier : on lui recommande de venir se faire électriser tous les deux jours à l'avant-bras et à la jambe; il n'y va que deux fois, et le 11 janvier il entre à la Charité.

État actuel. — 11 *janvier.* Cœur, poumons, organes de l'abdomen : rien à noter.

Le malade est maigre, de taille moyenne, de constitution plutôt délicate. Les artères sont athéromateuses. L'humérale droite est très flexueuse, mais peu dure.

La sensibilité est complètement abolie dans les membres supérieur et inférieur du côté droit, et cela sous toutes ses formes.

Le contact, le frottement, la pression, le pincement et la piqûre n'éveillent aucune sensation.

Le froid et la chaleur ne sont pas sentis. Cependant, si on laisse le corps froid appliqué pendant un certain temps, surtout à la face antérieure de l'avant-bras, le malade le sent, mais légèrement et d'une façon inexacte; il dit qu'il éprouve plutôt une sensation *de chaleur* que de froid.

L'anesthésie offre les mêmes caractères dans la moitié droite du tronc, du cou et de la face. Le malade dit que son oreille droite lui donne la sensation d'une masse de chair morte.

On constate que l'anesthésie n'est pas complète dans la moitié droite du cuir chevelu.

Il n'a pas conscience des objets qu'on place dans sa main lorsqu'on lui bande les yeux.

S'il marche, la pantoufle lui échappe, il ne s'en aperçoit pas et continue à marcher.

Du côté gauche, la sensibilité paraît normale.

La main droite est très faible ; il ne peut pas fléchir complètement les doigts. Il serre avec beaucoup moins de force de ce côté ; cependant le côté gauche n'est pas non plus très fort.

Le membre inférieur droit est aussi faible ; en marchant il traîne la pointe du pied.

Les organes des sens ne sont pas atteints.

13 *janvier*. Dynamomètre : main droite, 17 degrés ; main gauche, 22.

On examine l'état des muscles et de la peau à l'aide de la faradisation. Sous l'influence d'un faible courant, les muscles ne se meuvent point, et il y a à peine une très légère sensation de picotement. Il faut élever le graduateur jusqu'aux trois quarts environ pour que le malade ressente une faible douleur supportable : les muscles se mettent alors en mouvement et avec assez de force. Peu à peu la sensibilité à l'électricité augmente et le courant maximum n'est supporté que difficilement. On n'a électrisé que la face dorsale de l'avant-bras droit, dans une étendue superficielle de quelques centimètres carrés. La séance de faradisation a duré sept à huit minutes. Lorsqu'elle est terminée, on constate un réveil très net de la sensibilité à la douleur. Le malade sent le pincement, mais non le frottement. Un corps froid ne donne plus la sensation de chaleur d'avant-hier, mais une sensation de froid. Cette modification de l'anesthésie cutanée existe non seulement à la face dorsale de l'avant-bras, mais dans toute l'étendue du membre supérieur.

En fermant les yeux, le malade peut porter l'index sur le bout du nez, mais en tâtonnant un peu.

La sensibilité paraît aussi un peu moins paralysée sur toute la surface du membre inférieur droit ; mais l'effet de la faradisation est bien moins net pour ce qui concerne ce membre.

On prescrit de faire tous les deux jours une séance de faradisation semblable à celle qui vient d'avoir lieu, en limitant l'application des excitateurs à la même région de l'avant-bras droit.

14 *janvier*. La sensibilité du membre supérieur droit s'est engourdie de nouveau dans la journée d'hier, sans revenir cependant au degré de paralysie qu'elle offrait avant la faradisation. Aujourd'hui il faut insister moins longtemps qu'hier pour faire reparaître la sensibilité, et, après la faradisation, le pincement est assez douloureux, surtout à la face antérieure de l'avant-bras et à la face interne du bras.

On prescrit six pilules de strychnine à 1 milligramme.

15. Dynamomètre : 25 degrés de l'une et de l'autre main.

17. La sensibilité est très obtuse avant l'électrisation. On faradise la même région de l'avant-bras. Le graduateur étant titré aux trois quarts, le malade ne sent rien tout d'abord ; mais au bout de deux minutes la sensibilité s'est réveillée à un tel degré que l'électricité n'est plus supportée.

Après l'électrisation, on constate que la sensibilité est revenue non seulement dans le membre supérieur, mais aussi dans l'inférieur, qui n'a pas été électrisé directement ; en effet, le pincement est senti, surtout lorsqu'il porte sur la peau de la jambe.

Le malade dit qu'il sent son avant-bras très engourdi depuis qu'il est paralysé, et que cet engourdissement est toujours le même.

Il nous fait remarquer que, depuis qu'on l'électrise, il a toujours une sensation continue de froid dans la face interne de l'avant-bras droit.

19. Rien à noter.

21. Le pincement est plus douloureux après l'électrisation qu'il ne l'était dans les premiers jours.

23. Avant l'électrisation, le pincement n'est presque point senti, il y a une sensation de contact.

25. Toujours sensation d'engourdissement dans l'avant-bras, et cette sensation est assez douloureuse.

26. Pas de changement dans la sensibilité.

27. Rien à noter.

31. Le malade dit qu'il est plus fort de ses membres paralysés ; il ne sent pas le pincement ni la piqûre avant l'électrisation ; le pincement seul donne une sensation de contact.

2 *février*. Dynamomètre : main droite, 24 degrés ; main gauche, 26.

6. Même état.

7. Il sort de l'hôpital.

L'amélioration consiste en ce que le malade a plus de force dans la main droite et qu'il traîne un peu moins la pointe du pied droit. D'autre part le pincement, qui n'était presque point senti au début, donne une sensation de contact. Un verre d'eau à boire placé aujourd'hui sur les différents points du côté droit détermine une sensation assez nette de froid, surtout à la face antérieure de l'avant-bras et à la face interne du bras.

L'engourdissement de l'avant-bras est le même : il y a toujours sensation de froid sur la face interne de l'avant-bras droit, sans provocation extérieure.

La pantoufle n'est pas sentie bien distinctement du pied droit.

Lorsque le malade sort, il se sent décidément en meilleur état ; il quitte l'hôpital, persuadé que la guérison se complètera sans recours à de nouvelles électrisations.

Vers les premiers jours d'avril, le malade vient à la consultation pour rentrer. Il ne sent absolument rien à droite, et son avant-bras est très engourdi. Le membre supérieur droit est aussi faible, plus même, dit-il, que dans les premiers temps.

Faute de lit, il est envoyé au Bureau central : il ne peut attendre la prochaine consultation.

On n'a pu examiner sérieusement le malade à la consultation, et l'on ne sait pas si c'est réellement une aggravation de la maladie qui le ramène, ou si ce n'est pas plutôt le manque de travail.

Dans ce cas, la paralysie de la sensibilité, bien que très complète au début dans les membres d'un côté (côté droit), ne s'étendait pas aux organes des sens du même côté ; la faradisation avait eu, au début du traitement, une influence plus marquée sur l'anesthésie que chez le malade précédent, et cependant le résultat du traitement a été, au total, moins satisfaisant. L'anesthésie persistait encore, bien moins marquée, il est vrai, lors de la sortie, au bout d'un mois de traitement, et le malade, deux

mois plus tard, demandait de nouveau à entrer à l'hôpital, rafir-
mant que l'insensibilité était revenue au degré qu'elle offrait au
commencement du mois de janvier.

Le fait de l'absence de paralysie des sensibilités spéciales (vue,
ouïe, etc.), du côté paralysé et anesthésique, ne permet guère de
placer dans la capsule interne le siège de la lésion qui s'est produite au moment de l'apoplexie : on est, au contraire, autorisé
à supposer que cette lésion a pu se faire dans l'étage supérieur
du pédoncule cérébral gauche.

Quant à la nature de la lésion, l'âge du malade, l'état athéro-
mateux de ses artères, la rechute probablement par extension de
l'altération, la production, non soudaine, mais progressive, quoique rapide, de la paralysie et de l'anesthésie, sont des circonstances qui indiqueraient plutôt un ramollissement ischémique
qu'une hémorrhagie.

Dans les deux observations suivantes, il s'agit de cas d'hémianesthésie saturnine. L'un des malades a été guéri très rapidement par la faradisation pratiquée sur l'avant-bras du côté
insensible ; chez l'autre, l'anesthésie a opposé une résistance très
grande à ce mode de traitement.

Obs. IV. — *Intoxication saturnine. Anesthésie complète du côté droit,
intéressant les organes des sens spéciaux ; anesthésie légère du côté gauche;
traitement par la faradisation d'une région limitée du membre supérieur
droit ; guérison.* — Le nommé V..., âgé de vingt-huit-ans, exerçant la
profession de miroitier, entre à l'hôpital de la Charité, le 8 mai 1879,
salle Saint-Jean de Dieu, lit n° 4 (service de M. Vulpian). Ses parents
sont bien portants. Il eu la petite vérole à six ans ; blennorrhagie il y a
six mois ; il n'a jamais eu d'autres maladies graves ; il s'enrhume facilement, mais ne tousse pas d'ordinaire et n'a jamais craché de sang ; il
ne paraît pas nerveux.

Depuis l'âge de seize ans jusqu'à vingt ans, il a travaillé dans un atelier
au laminoir : soldat de vingt à vingt-cinq ans, il n'a commencé à travailler
comme ouvrier miroitier qu'à partir de vingt-cinq ans : il dit qu'outre
le mercure, il maniait du minium.

Pendant deux ans, il n'avait éprouvé aucun trouble de la santé pouvant
être attribué à sa profession. Il y a deux mois, il commence à sentir dans
les articulations tibio-tarsiennes des douleurs lancinantes : ses mollets
sont devenus douloureux comme s'il avait fait de longues marches. Au
bout de trois semaines, les douleurs ont gagné les genoux, et depuis ce
moment elles occupent toute la longueur des membres inférieurs. Parfois
au milieu de la nuit, il est réveillé par des secousses douloureuses semblables à de fortes décharges électriques ; la douleur disparaît au bout de

trois à quatre secondes : ces secousses sont rares dans la journée. Elles sont plus fréquentes dans le membre inférieur droit que dans le gauche. En même temps les membres inférieurs devenaient très faibles; il ne pouvait plus marcher, ni rester debout, sans se fatiguer rapidement.

Dès le début des douleurs, le malade commençait déjà à perdre l'appétit; la bouche avait un goût métallique; il s'apercevait qu'il maigrissait. Il est ordinairement constipé.

Trois semaines environ après l'apparition des douleurs aux articulations du pied, en même temps qu'elles se montraient aux genoux, se produisirent des coliques. Elles consistaient en une douleur continue, sourde, avec des accès pendant lesquels le malade comprimait son abdomen sans pouvoir la faire cesser : quoique très pénible, cette douleur n'était pourtant pas excessivement intense.

Depuis une huitaine de jours les douleurs abdominales ont disparu.

Une semaine environ après le début de sa maladie, une céphalalgie frontale bien vive s'est déclarée, occupant plus particulièrement le côté droit de la tête et descendant, dit le malade, jusqu'à l'oreille du même côté. Toutes les fois qu'il se baissait pour ramasser un objet, il avait une sensation vertigineuse assez forte pour être obligé de s'asseoir pendant quelques instants. D'ailleurs, il éprouvait et éprouve encore aujourd'hui des vertiges, mais plus légers, en dehors de cette circonstance. Il a des bourdonnements d'oreille.

Depuis deux mois, il a comme un brouillard devant l'œil droit; avec ce dernier il lit moins bien et les objets éloignés lui apparaissent comme une ombre noire sans contours bien nets.

Le début de la maladie date en réalité d'une époque antérieure au début des douleurs des membres inférieurs.

En effet, il y a quatre à cinq mois, il se sentait déjà faible de la main droite, main qui est plus en contact avec le plomb, et cette faiblesse augmentait progressivement et n'a cessé d'augmenter jusqu'au moment actuel. Depuis deux mois environ elle a gagné aussi le membre supérieur gauche. Les membres supérieurs sont sujets aussi, depuis plusieurs semaines, mais à un moindre degré que les membres inférieurs, à des secousses douloureuses pendant la nuit.

État actuel. Le malade est d'une forte constitution et de taille au-dessus de la moyenne. Les gencives offrent un petit liséré noirâtre, mais peu marqué. La langue est un peu sale, la bouche pâteuse et le malade sent constamment un goût métallique. Il paraît offrir une légère teinte subictérique, il est profondément anémié, comme courbaturé.

L'abdomen n'offre aucune douleur spontanée ou à la pression : les accès de coliques ont cessé depuis une dizaine de jours.

Les membres inférieurs, à partir des genoux et au-dessous, sont le siège d'une sensation douloureuse de fatigue; les mollets sont douloureux à la pression. Les genoux et les articulations tibio-tarsiennes ne sont plus le siège d'élancements douloureux, comme cela avait lieu au début, mais la nuit le malade est souvent réveillé par des secousses douloureuses qui ont lieu surtout dans le membre inférieur droit et qui sont plus rares aux membres supérieurs.

Il est un peu constipé.

Il a toujours la céphalalgie déjà indiquée, ainsi que les tendances au vertige.

Motilité. Les extenseurs des doigts et des mains sont un peu paralysés ; la paralysie est plus prononcée à droite, où il serre avec moins de force : il n'y a pas le moindre tremblement des mains ou des doigts.

Les extenseurs du pied droit paraissent affaiblis ; il étend à peine ses orteils et son pied.

La contractilité électrique est partout conservée.

Marche. En marchant, il a de la peine à mouvoir son membre inférieur droit. Il s'appuie sur un bâton. Il ne traîne pas la pointe du pied, au contraire, elle est un peu relevée, c'est plutôt le talon qui porte le premier.

Sensibilité. Hémianesthésie du côté droit. Sensibilité émoussée à gauche.

Membres supérieurs. Les contacts légers ne sont pas sentis du côté droit ; ils le sont à peine de côté gauche. Le frottement n'est senti nulle part à droite, tandis qu'il l'est un peu à gauche et dans toute l'étendue du membre. Le pincement n'est pas non plus senti du côté droit ; peut-être l'est il très légèrement vers le bord interne de l'avant-bras, mais c'est plutôt une légère sensation de pression que le malade éprouve, qu'une vraie sensation de pincement ; le pincement est assez bien senti et mieux sur la face antérieure du membre que sur la postérieure.

La pression un peu forte est perçue légèrement, mais surtout à l'extrémité des doigts. En effet, si l'on presse un peu fortement la pulpe de la troisième phalange, le malade éprouve une sensation non douloureuse de contact, et le pincement n'éveille à cet endroit aucune douleur : la pression est douloureuse sur la troisième phalange de la main gauche ; elle est sentie mieux à gauche qu'à droite, sur toute l'étendue du membre.

Le froid n'est pas perçu du tout à droite, tandis qu'il est senti à gauche et surtout sur la face antérieure de l'avant-bras et du bras.

La chaleur n'est point sentie sur la moitié droite de tout le corps : elle l'est un peu à gauche.

Membres inférieurs. La sensibilité est abolie sous toutes ses formes du côté droit, tandis qu'à gauche elle n'est qu'émoussée, presque au même degré que dans le membre supérieur correspondant.

On constate les mêmes particularités et les mêmes différences en examinant la moitié gauche et la moitié droite du tronc, du cou et de la face. La conjonctive droite est complètement insensible, la gauche l'est bien moins. La vue est un peu affaiblie du côté droit. La langue est très peu sensible à gauche ; elle ne l'est point à droite. La saveur salée est perçue seulement à gauche, mais d'une façon très désagréable : en avalant la salive, le malade sent le sel au fond de la gorge, mais à gauche seulement. Le voile du palais présente la même insensibilité.

Les battements d'une montre sont moins bien entendus du côté droit.

Bains sulfureux ; limonade sulfurique.

Electrisation faradique. Membre supérieur droit : la contractilité électrique est conservée ; la sensibilité électro-musculaire n'est qu'affaiblie. Une fois cette constatation faite à l'aide des excitateurs à éponges humides, on remplace un de ces excitateurs par un pinceau métallique. L'excitateur à éponges est placé sur le bras et c'est au moyen du pinceau métallique

que l'on faradise la peau de l'avant-bras, de la main et des autres parties dont on veut apprécier le degré de sensibilité. Un léger courant ne donne lieu qu'à une sensation profonde de vibrations ; cependant le malade sent de légers picotements au bord interne de l'avant-bras droit et un peu à la face dorsale de la main droite : un courant plus fort donne une sensation un peu douloureuse à la paume de cette main ; mais il faut un courant maximum pour éveiller la sensibilité sur l'éminence hypothénar ainsi que dans tous les autres points du membre.

Après l'électrisation, qui a duré une dizaine de minutes, le pincement un peu fort est légèrement senti sur le membre supérieur droit. En même temps, la face dorsale du pied droit est devenue légèrement sensible.

Tisane de houblon ; iodure de potassium, 2 grammes ; une bouteille d'eau de Sedlitz.

10 mai. Pas d'électrisation. La sensibilité, qui hier avait apparu sur quelques points, sur le pied surtout, après l'électricité, n'existe plus aujourd'hui.

11 mai. Avant l'électrisation : sensibilité comme hier matin.

Dyschromatopsie : l'œil gauche étant fermé, on lui présente différentes couleurs à une distance de 60 centimètres environ.

Il ne distingue pas les petites nuances, et les teintes foncées lui apparaissent noires : rose, vu blanc à droite, rose à gauche ; gris, vu gris sale à droite, gris à gauche ; jaune tendre, vu blanc à droite, jaune à gauche ; rouge, vert, bleu (teintes un peu claires), couleurs assez bien reconnues du côté malade ; vert noir, paraît noir à droite ; bleu foncé, paraît noir aussi.

Electrisation avec un courant induit saccadé : 1° courant très faible, il ne sent dans aucun des points d'application ;

2° Graduateur aux trois quarts : il sent, partout où l'on place le pinceau métallique, comme des piqûres d'épingles ;

3° Graduateur au maximum : il sent bien, surtout si l'on reste à la même place quelques instants ; il se produit alors le phénomène dit *chair de poule* dans la région électrisée ;

4° En enlevant tout à fait le graduateur, ce qui augmente encore la force du courant, on produit en un instant une douleur assez vive, mais supportable dans le point d'application du pinceau , à la face antérieure de l'avant-bras surtout.

La sensibilité est difficile à réveiller au niveau de l'éminence hypothénar : la peau ne devient sensible dans cette région qu'après une faradisation un peu prolongée. Le petit doigt, au contraire, est sensible à la première application du courant ; il en est de même de l'éminence thénar.

Après la faradisation, qui n'a porté que sur l'avant-bras droit et la main, principalement sur la face dorsale de l'avant-bras (séance de huit à dix minutes en tout), on explore la sensibilité aux divers excitants.

Côté droit : le pincement est senti dans tous les points du membre supérieur, surtout à la face antérieure de l'avant-bras ; il l'est à peine dans la paume de la main. Il est perçu aussi lorsqu'il porte sur la peau du pied ; la sensation est moins vive lorsqu'on pince la peau du mollet droit, du côté interne ; il en est de même pour la face interne de la cuisse ; aucune sensation au niveau de la face externe de ces régions du membre inférieur.

Le froid est bien senti au membre supérieur, particulièrement à la face palmaire de la main, de l'avant-bras et à la face antérieure du bras ; il est senti aussi sur tout le pourtour de la jambe, sur la face interne de la cuisse, pas sur l'externe; il est perçu snr toute la surface du pied.

Le chaud est senti aux mêmes endroits, la sensation qu'il donne est moins vive que celle du froid. Il ne paraît pas être senti nettement sur le pied.

Côté gauche : la sensibilité de ce côté est partout beaucoup plus vive qu'avant la faradisation de l'avant-bras droit.

En ce qui concerne la dyschromatopsie, le bleu foncé est toujours vu noir, mais le jaune tendre qui lui apparaissait *blanc* avant la faradisation est vu à présent *blanc-jaunâtre*.

Goût : n'a pas changé depuis hier.

12 *mai*. Avant l'électrisation : le pincement est mieux senti qu'il ne l'était hier avant la faradisation à la face antérieure de l'avant-bras et sur le dos de la main : il l'est un peu moins qu'il ne l'était après la faradisation. Partout ailleurs, la sensibilité a aussi un peu diminué, mais en restant moins obtuse qu'avant l'électrisation. Le pincement provoque de la douleur lorsqu'il porte sur la peau du pied et sur la face interne de la cuisse. Il n'est pas senti sur l'éminence hypothénar.

Le froid est bien senti sur les mêmes endroits que le pincement.

Electrisation à droite :

1° Minimum, senti sur l'avant-bras, et mieux sur la face antérieure ainsi que sur le dos de la main.

2° Maximum, presque insupportable partout, surtout si on laisse le pinceau métallique appliqué plus de quatre à cinq secondes, et aujourd'hui l'éminence hypothénar est plus douloureuse que l'éminence thénar. A la pulpe des doigts, sur les métacarpiens, le passage du courant est insupportable. On constate que le froissement du cubital droit ne donne pas de vibrations dans le petit doigt à droite; il en donne à gauche.

Dynamomètre : main droite, 14 ; main gauche, 50.

Du côté gauche, la sensibilité est revenue, ou peu s'en faut, à l'état normal.

13 *mai*. Avant l'électrisation : la sensibilité réveillée sous toutes ses formes par l'électrisation d'hier est à peine diminuée.

Le malade a senti hier des fourmillements non seulement aux doigts, mais dans la main droite.

Electrisation : le graduateur est tiré aux deux tiers ; ce courant n'est presque plus supportable, surtout à la face palmaire de la main et de l'avant-bras.

Sur l'éminence hypothénar, il faut le maximum pour que le courant soit senti.

14 *mai*. La pression du nerf cubital donne aujourd'hui des vibrations au petit doigt à droite. La sensibilité n'a presque pas baissé depuis l'électrisation d'hier.

Hier, à partir de huit heures du soir, le malade a eu des fourmillements qui, partant des doigts, remontaient jusqu'au poignet droit.

Aujourd'hui, le pincement est douloureux à la face palmaire des doigts, il l'est un peu lorsqu'il est fait sur la peau de la main. Il n'est pas senti au niveau de l'éminence hypothénar. Le courant maximum est aujourd'hui absolument insupportable, si ce n'est au niveau de cette dernière éminence, où il produit des vibrations profondes.

Au membre inférieur, la sensibilité reste un peu émoussée sur la face interne de la jambe. Aujourd'hui, pour la première fois, sent un peu le pincement à la face externe de la cuisse droite.

15 *mai*. Dynamomètre : main droite, 17 ; main gauche, 50.

Le pincement de la peau est senti un peu à l'éminence hypothénar.

On faradise le malade chaque jour et, lorsque je quitte le service, au bout de quelques jours, le malade est à peu près guéri.

Une première question doit être posée au sujet de ce malade. S'agit-il d'une intoxication plombique ou d'un empoisonnement mercuriel? Malheureusement la note qui a été prise au moment de l'entrée ne relate pas en détail toutes les particularités de l'examen auquel ce malade a été soumis et, entre autres lacunes, elle ne dit presque rien de la profession du malade et des conditions dans lesquelles il a été exposé à l'absorption du plomb). Son état de miroitier le mettait en contact avec le mercure pour l'étamage des glaces ; mais il nous a dit qu'il avait manié du minium, et je lui ai certainement demandé de quelle façon et pendant combien de temps il avait fait usage de cette préparation plombique. Je n'ai conservé aucun souvenir de ses réponses ; mais je sais bien qu'en tenant compte de toutes les circonstances du cas, il m'avait semblé à peu près certain que l'affection de ce malade tenait à une intoxication saturnine.

Le début de la maladie, cinq mois avant l'entrée à l'hôpital, a été un affaiblissement progressif de la main droite ; puis la main gauche s'est affaiblie à son tour. Trois mois après le début se sont déclarées des douleurs dans les jointures, puis dans la continuité des membres inférieurs ; ensuite sont survenues des secousses douloureuses, comme électriques, dans ces membres et plus tard dans les membres supérieurs. Le malade a eu des coliques avec constipation opiniâtre, de la céphalalgie, des vertiges. Le côté droit a été frappé d'anesthésie complète, et le côté gauche d'anesthésie incomplète. Il faut encore, pour compléter l'énumération succincte des principaux symptômes, mentionner une inappétence complète, un goût métallique habituel et l'existence d'un liséré noirâtre au bord des gencives. Il semble réellement difficile, d'après cet ensemble de phénomènes, de se refuser à admettre que ce malade était atteint d'une de ces formes non rares d'intoxication saturnine qui s'éloignent plus ou moins des types

classiques. Il serait malaisé, au contraire, de se rendre compte
de toutes les circonstances de ce cas, si l'on voulait le faire rentrer dans le cadre de l'hydrargyrisme.

L'hémianesthésie de cause saturnine est maintenant bien
connue. Le fait dont nous donnons aujourd'hui la relation n'est
pas aussi net que plusieurs de ceux qui ont été insérés dans des
travaux publiés sur cette remarquable manifestation de l'empoisonnement par le plomb ; cependant il en offre les traits ordi-
naires. La différence consiste surtout en ce que l'anesthésie
n'était pas, chez notre malade, exclusivement bornée à un côté ;
l'autre côté offrait aussi un certain degré d'insensibilité de la
peau : sauf cette dissemblance, notre observation, en ce qui concerne l'anesthésie, se rapproche complètement, par les caractères
principaux, des autres cas d'hémianesthésie saturnine. Chez
notre malade, en effet, l'anesthésie du côté droit était complète
et portait sur tous les modes de sensibilité cutanée ; de plus, elle
intéressait les organes des sens, comme la peau de la face, du
cou, des membres et du tronc.

L'hémianesthésie offrant ces caractères a pour cause une incapacité fonctionnelle des éléments conducteurs habituels de la
sensibilité, et la modification à laquelle est due cette incapacité
doit avoir pour siège la région de l'encéphale où tous ces conducteurs, réduits à un nombre relativement peu considérable,
sont concentrés, groupés, les uns à côté des autres : c'est là, di-
sons-nous, que les éléments chargés de transmettre les impressions au centre perceptif doivent être atteints et plus ou moins
altérés. Or, cette région, c'est la partie postérieure de la capsule
interne, car c'est là seulement que se rencontrent, plus ou moins
mêlés et accolés, les conducteurs de la sensibilité générale et
ceux de la sensibilité spéciale. La modification de ces conducteurs pourrait, il est vrai, se trouver au niveau de leurs extrémités périphériques et non pas dans les centres nerveux ; mais
comment expliquer, s'il en était ainsi, l'influence de la faradisa-
sation limitée à un point de l'enveloppe cutanée sur toute l'étendue de la moitié du corps frappée d'anesthésie ?

D'autre part, si l'on n'a pas d'autres raisons à invoquer en ce
qui concerne les sens spéciaux, ne trouve-t-on pas, dans les résultats de l'excitation directe du tronc de certains nerfs, des
indices qui permettent d'affirmer que les impressions portant
sur ce tronc ne sont pas perçues et que, par conséquent, elles

ne trouvent pas libres les voies qui sont chargées de les transmettre aux centres. L'interprétation que nous avons donnée de ces sortes de faits nous paraît donc tout à fait légitime.

Dans l'hémianesthésie saturnine, les modifications des éléments de la partie postérieure de la capsule interne sont en général peu considérables et facilement réparables. Aussi voit-on, dans certains cas, l'insensibilité de la peau et des sens spéciaux disparaître assez rapidement sous l'influence de la thérapeutique employée. On a vu l'anesthésie saturnine céder à l'emploi de moyens qui agissent surtout dans le cas d'hystérie : je veux parler de l'application d'un aimant à la surface d'un des points insensibles de la peau. On réussit aussi, ainsi que je l'ai montré, à l'aide de la faradisation portant sur un point limité du côté insensible. C'est ce qui a eu lieu chez le malade dont l'observation vient d'être relatée. La faradisation quotidienne de la peau de l'avant-bras droit, bornée presque exclusivement à une région peu étendue de la face dorsale de ce segment du membre supérieur, a ramené complètement, en une douzaine de jours, la sensibilité de tout le côté correspondant qui était absolument insensible lors de l'entrée du malade à l'hôpital. Quant à l'autre côté, qui présentait une anesthésie beaucoup moins marquée, il avait recouvré la sensibilité deux ou trois jours après le commencement du traitement.

Il est vraisemblable que, dans le cas de ce genre, la faradisation, aidée probablement de l'action de l'iodure de potassium, a pour effet de ramener à leur fonctionnement normal les éléments des radiations pédonculaires que l'intoxication saturnine avait paralysés plus ou moins complètement. L'ignorance où nous sommes de l'altération subie par ces éléments sous l'influence de l'absorption du plomb nous interdit aucune hypothèse sur le mécanisme de cet effet du traitement.

En même temps que ce malade, se trouvait dans le même service un autre malade, atteint aussi d'intoxication saturnine : cet homme offrait comme principaux symptômes une anesthésie complète de la moitié gauche du corps, organes des sens y compris, et une anesthésie incomplète du membre supérieur droit. L'anesthésie, dans ce cas, comme on le verra dans l'observation(1), a résisté à un traitement énergique pendant plusieurs mois.

(1) Un résumé de cette observation a déjà été publié par M. C. Hamant, *Etude sur l'hémianesthésie saturnine* (Thèse de Paris, 1879, p. 43).

Obs. V. — Le nommé P..., âgé de trente-trois ans, peintre en bâtiments entre à l'hôpital de la Charité, service de M. Vulpian, le 23 janvier 1879, salle Saint-Jean de Dieu.

Aucune maladie à signaler chez ses parents. Quant à lui, il a eu des maladies assez graves dans son enfance : des convulsions à l'âge de deux ans; le croup un peu plus tard. En 1867, chancres sur la verge; soigné pendant trois mois à Versailles. A l'âge de vingt-huit ans, il a eu des douleurs rhumatismales dans le membre inférieur gauche. Depuis l'âge de douze ans, il travaille comme peintre en bâtiments. Il ne s'enivre pas. C'est en 1873 qu'il eut pour la première fois une attaque de colique saturnine; cette attaque a été d'une grave intensité. Il a été soigné à l'hospice de Pézénas, près Béziers : il reprit sa profession au bout de deux mois et n'a pas cessé de travailler jusqu'au mois de décembre 1878 : il avait alors de très fréquents maux de tête, presque tous les soirs; il vomissait assez souvent; le membre inférieur gauche était, de temps à autre, le siège de douleurs et était quelque peu raide; mais la marche était cependant facile; la vue s'affaiblissait un peu.

Au mois de novembre 1878, nouvelle attaque de colique de plomb, mais moins vive que la première. Il entre à l'hôpital de Clermont et il y reste jusqu'au 17 décembre; deux ou trois jours après son entrée, il est pris de céphalalgie avec vertiges; puis le bras gauche commence à se paralyser, mais d'une façon incomplète. La sensibilité au contact et à la douleur était affaiblie; les mouvements se faisaient bien par moments; mais d'autres fois, il lui était presque impossible de fléchir le bras et de l'étendre alternativement. Quinze jours après son entrée, le malade ne pouvait pas faire les mouvements d'extension des phalanges de la main gauche. Rien dans le membre inférieur gauche.

La colique saturnine dura quinze jours. La paralysie du bras gauche n'était pas modifiée au moment de la sortie de l'hôpital. On avait donné des bains sulfureux et on avait fait des injections sous-cutanées (de morphine?).

Il vint alors à Paris, où il fut pris, de nouveau, de colique de plomb. Il entra à l'hôpital Necker, il y resta du 4 janvier au 17 du même mois. Le membre supérieur gauche était toujours dans le même état. Le malade entra alors à l'hôpital de la Charité. Voici l'état dans lequel il se trouve le 24 janvier 1879 :

Il souffre encore du ventre; une pression modérée sur la région abdominale antérieure augmente d'abord la douleur; mais si cette pression dure un peu et surtout si elle est faite sur une surface assez large, avec la paume de la main, par exemple, elle produit un certain soulagement. Cette douleur est continue, peu intense en général; mais par moments elle devient plus forte; il n'y a d'irradiations ni vers la région des reins, ni vers le scrotum, ni vers les cuisses. Le malade est constipé; mais cependant il va à la garde-robe. Il éprouve quelques nausées, mais n'a pas vomi. La bouche est amère, pâteuse; liséré grisâtre sur les gencives, auprès des dents. Il n'a pas d'appétit, pas de fièvre; il sue assez souvent pendant la nuit et éprouve souvent, pendant la nuit aussi, de la céphalalgie.

Teinte subictérique de la face et des sclérotiques. La pupille gauche est

un peu plus dilatée que la droite ; la vue est très affaiblie du côté gauche ;
les mouvements de l'œil gauche sont un peu paresseux. Pas de déviation
des traits.

La sensibilité tactile est abolie complètement dans l'étendue du membre
supérieur gauche (bras, avant-bras, main) ; il en est de même pour la
région de l'épaule gauche. La sensibilité à la douleur est abolie au même
degré dans les mêmes parties (exploration à l'aide de piqûres, de pincements) ; il en est de même aussi pour la sensibilité aux changements de
température.

La sensibilité est seulement émoussée sur toute la surface du membre
supérieur droit, principalement au niveau de la région dorsale de la main.

Le membre inférieur gauche offre une anesthésie très marquée, presque
complète dans toute son étendue : la sensibilité est moins affaiblie sur la
face dorsale du pied.

Le membre inférieur droit a conservé sa sensibilité normale.

Quant à la face, la sensibilité est émoussée du côté gauche ; intacte,
du côté droit.

Les mouvements de la main gauche sont paresseux, affaiblis ; la flexion
et l'extension de la main ne se font qu'avec une certaine lenteur et comme
avec raideur. La main droite ne possède pas non plus sa vigueur normale.
Avec la main droite le malade dévie le dynamomètre de 26 degrés ; avec
la main gauche de 16 degrés.

Le membre inférieur gauche est pareillement un peu raide et un peu
affaibli ; les orteils se meuvent difficilement ; ils sont douloureux à la
pression. Les mouvements du membre inférieur droit s'exécutent d'une
façon normale.

La sensibilité de la moitié gauche du tronc est affaiblie.

Aucun trouble trophique cutané.

La sensibilité tactile de la langue est presque complètement abolie des
deux côtés ; il en est de même de la sensibilité gustative, car le malade,
les yeux fermés, ne sent aucun goût, lorsqu'on met sur sa langue du tabac
en poudre. La moitié gauche du pharynx est insensible. Ouïe conservée.
On a déjà noté que la vue est très affaiblie, presque abolie du côté gauche ; l'œil droit a conservé sa puissance visuelle. L'odorat paraît intact
des deux côtés.

Poumons, cœur, foie, rate : état normal.

On prescrit des bains sulfureux (trois par semaine), 1 gramme d'iodure
de potassium chaque jour, et une séance quotidienne de faradisation cutanée à l'aide du pinceau métallique, en bornant l'application du pinceau
à la surface de l'avant-bras et de la main.

On a exploré la sensibilité électrique de la peau et des muscles, le
25 janvier, avant de commencer les faradisations quotidiennes prescrites.
Il n'y a aucune sensation, lorsqu'on se sert du pinceau métallique, dans
toute l'étendue du membre supérieur gauche, à l'exception d'une région
très limitée. Cette région est située à la face palmaire de l'avant-bras, un
peu au-dessous du pli du coude et n'a qu'une étendue de 2 ou 3 centimètres carrés. Partout ailleurs, même avec le maximum du courant, on
ne provoque aucune sensation, même de contact. Les muscles se contrac-
tent avec force lorsqu'on emploie un courant intense, et l'on peut se con-

vaincre que la sensibilité musculaire de ce membre est abolie. Non seulement le malade ne sent aucune douleur au niveau des points directement électrisés, mais encore il n'a qu'une notion très incomplète, presque nulle, du mouvement de sa main et de ses doigts lors des contractions des muscles extenseurs et fléchisseurs électrisés. Il laisse parfois échapper de sa main les objets qu'il tient lorsqu'il ne les regarde pas.

26 janvier. La faradisation à l'aide du pinceau est encore pratiquée de la même façon que la veille. On constate que la sensibilité a reparu sur les différents points de la face palmaire de la main gauche. L'îlot, au niveau duquel on avait trouvé un peu de sensibilité, au niveau de la partie supérieure de la face palmaire de l'avant-bras, est plus étendu que la veille. Après la séance d'électrisation, on constate que, si la sensibilité tactile est toujours abolie, la sensibilité au pincement s'est réveillée à un faible degré dans les régions qui ont été directement et fortement électrisées. Au bout de moins d'une heure, le pincement n'est plus senti. On constate, à l'aide du dynanomètre : pour la main droite, 39 degrés ; pour la main gauche, 19 degrés.

27. Mêmes constatations avant et après la faradisation. Dynamomètre : main droite, 42 ; main gauche, 19.

30. La sensibilité reparaît sur la face dorsale de la main gauche. Cette main, au dire du malade, est un peu plus forte. Céphalalgie très vive dans la soirée d'hier.

31. La céphalalgie a reparu encore hier dans la soirée, avec sensation de vertige et de lipothymie.

8 février. La céphalalgie revient presque chaque jour vers six heures du soir.

Depuis le 1er février, le malade prend 2 grammes d'iodure de potassium. Le retour de la sensibilité n'a pas fait de progrès. Bien au contraire, la face dorsale de la région métacarpienne de la main gauche est redevenue insensible. Dynamomètre, main droite, 38 degrés ; main gauche, 18 degrés. Douleurs dans l'épaule gauche, dans le coude gauche et dans les articulations métatarso-phalangiennes des deux gros orteils, sans gonflement. Le membre inférieur gauche est toujours dans le même état, au point de vue du mouvement et de la sensibilité. Un peu de bronchite. On continue le même traitement.

10. Injection sous-cutanée, dans la région de l'épaule gauche, de 1 centigramme de chlorhydrate de pilocarpine. La sudation ainsi provoquée est très abondante ; il y a peu de salivation.

11. Injection semblable à celle de la veille. La salivation est plus abondante. Les douleurs arthralgiques persistent (le poignet gauche, les deux genoux, l'épaule droite). La céphalalgie se montre toujours dans la soirée.

13, 14, 15. Chaque jour, une injection de 1 centigramme de chlorhydrate de pilocarpine. Les effets sont toujours les mêmes ; aucune modification des douleurs. qui, d'ailleurs, n'ont jamais été très vives. Dynamomètre : main gauche, 21 degrés. L'état de la sensibilité est resté le même. On continue toujours à électriser exclusivement l'avant-bras gauche.

17. Dynamomètre : main gauche, 25 degrés ; main droite, 51.

18. Même état. Il y a toujours de la céphalalgie. On examine avec plus d'attention la sensibilité du membre supérieur droit et l'on constate qu'elle

y est fort émoussée, dans tous ses modes : elle est même abolie dans la région cubitale de l'avant-bras ; elle est presque nulle sur toute la surface de la main. La force des mains paraît diminuée aujourd'hui. Dynamomètre : main droite, 36 degrés, puis 41 degrés ; main gauche, 22 degrés. La peau est tout à fait insensible dans tous les points de la moitié gauche du thorax.

La sensibilité est abolie, dans tous ses modes, dans toute l'étendue du membre inférieur gauche, excepté au niveau des dernières phalanges. Elle est intacte dans le membre inférieur droit.

Quand le malade marche, il se fatigue bien plus vite que dans l'état de santé. L'état de la sensibilité tactile et douloureuse de la face, de la langue, et des sensibilités spéciales, est resté le même. Le goût est affaibli seulement dans la moitié droite de la langue : il est aboli à gauche ; le sulfate de quinine, de ce côté, ne provoque aucune sensation.

Continuation du même traitement. Application de pointes de feu sur les régions cervicale inférieure et dorsale supérieure de la colonne vertébrale : six de chaque côté des apophyses épineuses.

21. Dynamomètre : main droite, 43 degrés ; main gauche, 22 degrés.

Injection de chlorhydrate de pilocarpine, 1 centigramme. La sueur a été un peu plus abondante à droite qu'à gauche.

On faradise, avec le maximum du courant, le nerf radial et le nerf cubital à la partie inférieure du bras. La faradisation du nerf cubital ne provoque aucun mouvement bien manifeste ; celle du nerf radial détermine un mouvement d'extension de la main sur l'avant-bras ; mais ni l'une ni l'autre ne font naître la moindre sensation, soit de douleur, soit de fourmillement périphérique : le mouvement d'extension de la main sur l'avant-bras, lorsqu'on électrise le nerf radial, n'est pas perçu.

L'application des pointes de feu, faite il y a trois jours, a été sentie légèrement du côté droit ; elle ne l'a pas été du côté gauche.

3 mars. Même état. On place les extrémités d'un fort aimant en fer à cheval à 1 centimètre de distance de la peau de l'avant-bras gauche, face dorsale. Au bout de dix minutes, le malade ressent des fourmillements dans les extrémités des membres du côté droit, surtout dans la main. La sensibilité devient plus nette au niveau du bord externe de l'avant-bras droit et sur la main. Aucun changement du côté gauche. On met l'aimant en contact immédiat avec la peau, et on l'y laisse pendant une demi-heure. Aucune nouvelle modification. Le malade n'a rien ressenti, comme phénomènes cérébraux ; même état des organes des sens.

4. Avant d'appliquer un aimant, on constate que la peau de la main droite est insensible ; le malade y éprouve des fourmillements presque continuels : il y a aussi une insensibilité presque complète sur le bord radial de l'avant-bras, vers le niveau de la tête du radius ; la peau est pareillement insensible dans un îlot de quelques centimètres carrés de surface, situé à 3 centimètres au-dessus de la tête des métacarpiens, vers le bord interne. On applique les deux extrémités de l'aimant sur la peau de la face dorsale de l'avant-bras droit. Au bout de quinze minutes, il n'y a pas de modifications de la sensibilité ; le malade dit qu'il éprouve un peu de mal de tête et qu'il a des tintements d'oreille. Après une heure d'application de l'aimant, la sensibilité a reparu un peu dans les deux îlots

du tégument de l'avant-bras où l'on avait constaté de l'anesthésie : les pincements énergiques de la peau de ces régions sont bien sentis. Aucune modification de l'anesthésie du côté gauche : les organes des sens restent aussi dans le même état.

5. Même état que la veille. La sensibilité existe encore dans les deux îlots de l'avant-bras droit où elle avait reparu hier après l'application de l'aimant. Dynamomètre : main droite, 42 degrés ; main gauche, 35 degrés.

7. Dynamomètre : main droite, 52 degrés ; main gauche, 24 degrés.

9. Même état de la sensibilité. Application de pointes de feu sur la région cervico-dorsale de la colonne vertébrale.

Avec le maximum du courant de l'appareil à induction, on ne trouve de sensibilité dans le tégument du membre supérieur gauche qu'en deux points : 1º à quelques centimètres au-dessous du pli du coude, sur la face palmaire de l'avant-bras, dans un îlot qui n'a pas plus de 2 centimètres carrés de surface ; 2º sur la partie inférieure de la face dorsale de l'avant-bras, à égale distance des apophyses styloïdes du radius et du cubitus. Le premier point est sensible dans ces conditions depuis l'entrée du malade à l'hôpital. Il n'y a d'ailleurs que les plus violentes excitations faradiques qui y soient senties.

La main droite est insensible ; on trouve plusieurs îlots de sensibilité à l'avant-bras.

La peau de la cuisse gauche est un peu sensible, même aux excitants mécaniques ; il y a, au contraire, une anesthésie complète du pied lorsqu'on soumet cette région à tous les moyens d'excitation expérimentale.

Douleur dans l'épaule droite, augmentant par les mouvements du bras.

A partir du 12 mars, on soumet le malade à l'action des courants continus, un des excitateurs (pôle positif) étant appliqué sur la colonne vertébrale, vers la première vertèbre dorsale ; l'autre, sur la face dorsale de l'avant-bras gauche ; quelques phosphènes. Le 13, après une application de trois heures, on constate une brûlure superficielle de la peau de l'avant-bras dans le point où était l'excitateur.

15. Douleur du genou gauche. Dynamomètre : main droite, 51 degrés; main gauche 16, puis 23 degrés.

4 *avril* Les courants continus ont été employés de la même façon chaque jour (application pendant plusieurs heures) jusqu'à la fin du mois de mars. Aucun résultat en ce qui concerne la sensibilité du membre supérieur électrisé. Au contraire on peut constater, à la fin du mois, que la sensibilité a reparu sur toute la face dorsale du pied gauche et autour de l'articulation tibio-tarsienne ; l'anesthésie est tout aussi marquée au-dessus de la cheville, dans toute la hauteur de la jambe. La peau de la cuisse n'offre toujours qu'une sensibilité très obtuse. Douleurs dans le cou-de-pied depuis quelques jours.

5. Injection de chlorhydrate de pilocarpine ; sueur et salivation abondantes.

12. La région du membre inférieur gauche où la sensibilité reparaît devient de plus en plus étendue. La peau est maintenant sensible aux pincements, à la piqûre, au contact, jusqu'au milieu de la hauteur de la cuisse. On a recommencé la faradisation de l'avant-bras gauche depuis les premiers jours du mois d'avril.

La vue de l'œil gauche paraît avoir diminué ; c'est à peine si le malade, avec l'œil gauche, distingue les objets environnants.

14. Hémodynamomètre : main droite, 50 degrés ; main gauche, 35 degrés.

Le malade est obligé, pour affaires, de quitter l'hôpital : on l'examine avant son départ. Il n'y a aucun trouble des milieux transparents de l'œil gauche ; peut-être les bords de la papille optique sont-ils un peu indécis ; mais, sous tous les autres rapports, la papille offre les caractères de l'état normal ; les vaisseaux du fond de l'œil ne présentent aucune modification. Les deux pupilles se dilatent de la même façon sous l'influence du sulfate d'atropine.

Les muscles extenseurs de la main gauche, électrisés à l'avant-bras, répondent à l'excitation faradique comme ceux de la main droite.

La sensibilité a reparu un peu à la partie interne de l'avant-bras gauche, depuis le milieu de cette partie du membre supérieur jusqu'au niveau du pli du coude : la région de la tête du cubitus, en arrière, a recouvré aussi sa sensibilité à un certain degré ; il en est de même des extrémités de l'annulaire et du petit doigt. L'îlot de la face antérieure de l'avant-bras, où l'on a toujours constaté un certain degré de sensibilité offre une impressionnabilité plus vive ; les pincements y sont maintenant un peu sentis. Toutes les autres régions de la main et de l'avant-bras sont insensibles ; l'anesthésie est complète aussi dans toute l'étendue du bras. La sensibilité est toujours émoussée dans toute l'étendue du membre supérieur droit. Quant au membre inférieur gauche il a repris toute sa sensibilité normale.

A peine sorti de l'hôpital, le malade a voulu travailler de nouveau comme peintre en bâtiments. Au bout de quatre ou cinq jours, les membres du côté gauche s'affaiblissaient de façon à le gêner considérablement. En outre, il était pris, le 20 avril, d'un étourdissement très fort : il cesse alors tout travail et rentre à l'hôpital le 22 avril.

22 avril. Il a perdu à peu près complètement tout ce qu'il avait gagné sous le rapport de la sensibilité et de la motilité ; il est presque dans le même état que lors de sa première entrée.

On prescrit l'électrisation quotidienne du membre supérieur à l'aide de courants continus, un excitateur étant placé sur la face dorsale de l'avant-bras ; l'autre, sur le côté gauche de la nuque. Iodure de potassium, 3 grammes par jour.

Le 28, on remplace l'iodure de potassium par du bromure de potassium 4 grammes chaque jour, et, sur la demande du malade, tout en continuant la galvanisation, on fait usage aussi de la faradisation. On faradise l'avant-bras chaque jour au moyen du pinceau métallique et avec le maximum du courant. Cette excitation intense est sentie en trois points seulement : 1° au-dessus de la main, à la face palmaire de l'avant-bras, dans un espace de 3 centimètres carrés de surface ; 2° sur la même face de l'avant-bras, dans un espace de même étendue, à la réunion du tiers supérieur et des deux tiers inférieurs ; 3° à la face interne du bras, immédiatement au-dessus de l'épitrochlée : à partir de ce point, on constate aussi un peu de sensibilité en remontant le long du bord interne du bras, jusqu'à la limite du tiers inférieur. Dans ces diverses régions, toute autre excitation n'est pas sentie. La sensibilité est obtuse dans toute l'étendue du membre supérieur droit.

5 *mai*. On revient à l'iodure de potassium : 3 grammes, puis 4 grammes deux jours après. On cesse, quelques jours après, la galvanisation et l'on se borne à une séance quotidienne de faradisation énergique. Le malade sort le 13 mai, et n'est plus admis à l'hôpital, par mesure disciplinaire.

Il y avait à ce moment une amélioration réelle, mais faible encore. Les régions au niveau desquelles la sensibilité aux courants faradiques avait reparu, étaient plus étendues. On pouvait réveiller la sensibilité dans la moitié supérieure du bras gauche et sur toute la surface de l'épaule gauche. Au bout de quelques secondes de faradisation, le malade éprouvait, dans celle de ces régions qui était directement faradisée à l'aide du pinceau métallique, une douleur des plus intenses qui le faisait rougir et suer de tout le corps, lui arrachait des plaintes et forçait de cesser l'excitation. Cependant, dans ces mêmes régions, ni les piqûres, ni les pincements les plus violents, ni les brûlures n'étaient sentis. Le malade éprouvait de temps à autre, dans la journée, des fourmillements dans la main, surtout dans le pouce. La faradisation du tronc du nerf cubital ne provoquait aucune vibration dans le petit doigt ; celle du tronc du nerf médian en faisait naître dans le pouce. Il semblait y avoir à ce moment une tendance bien marquée au réveil de la sensibilité dans les diverses parties du membre supérieur gauche. La contractilité était intacte ; la sensibilité musculaire, nulle ou à peu près.

Le membre inférieur gauche était sensible dans toute son étendue.

La sensibilité était redevenue normale, ou à peu près, dans les différents points du tégument du membre supérieur droit.

En résumé, un ouvrier peintre en bâtiment, âgé de trente-trois ans, ayant commencé à travailler comme peintre à l'âge de douze ans, souffre d'une première atteinte de colique de plomb à l'âge de vingt-sept à vingt-huit ans. Il reprend son travail au bout de deux mois, et ce n'est que cinq mois après qu'il est atteint, pour la seconde fois, de colique saturnine. Dans cet intervalle de temps, sa santé n'était point parfaite : il était tourmenté par des maux de tête fréquents, de l'embarras gastro-intestinal, des douleurs dans le membre inférieur gauche ; il y avait de l'affaiblissement progressif de l'acuité visuelle de l'œil gauche, etc. Peu de temps après le début de cette attaque de colique de plomb, on constate que le membre supérieur gauche, en même temps qu'il a perdu de sa vigueur, est insensible à tous les excitants. Sous l'influence du traitement, la colique saturnine est assez rapidement guérie ; mais la parésie et l'anesthésie du membre supérieur gauche persistent. Le malade entre à l'hôpital de la Charité deux mois environ après le début des accidents.

On constate alors une diminution notable de la force musculaire des membres supérieurs, surtout de celui du côté gauche. Il n'y a pas de paralysie des extenseurs. Les téguments et les muscles du membre supérieur gauche offrent une anesthésie complète. Du côté droit, la sensibilité est émoussée, dans tous ses modes, sur toute l'étendue du membre supérieur. Le membre inférieur gauche, comme le membre supérieur du même côté, est atteint d'anesthésie complète. Les organes des sens ont perdu presque complètement leur sensibilité générale et spéciale du côté gauche. Il y a de la céphalalgie, des vertiges, de l'arthralgie disséminée.

Bien que le malade ait eu la syphilis, il n'a pas semblé qu'on pût hésiter à considérer l'ensemble des symptômes comme se rattachant à une intoxication saturnine.

La résistance qu'a opposée l'anesthésie à l'action des courants faradiques les plus forts que nous ayons eus à notre disposition mérite d'être signalée et prend un intérêt relatif incontestable, lorsqu'on rapproche les résultats à peu près négatifs de ce mode de traitement, dans ce cas, du succès rapide qu'il a eu dans l'observation IV. J'ai pratiqué moi-même la faradisation un grand nombre de fois sur ce malade, et j'ai pu me convaincre que la nullité des effets pendant longtemps ne tenait pas à un emploi défectueux de cette médication. L'administration de l'iodure de potassium, à assez forte dose, avait eu lieu en même temps que la faradisation.

Il y avait donc sans doute, dans ce cas, des lésions réelles des éléments nerveux servant à la sensibilité. Où pouvaient se trouver ces lésions ? Etaient-elles périphériques ? Etaient-elles centrales ? En faveur de l'hypothèse d'une lésion des cordons nerveux sensitifs eux-mêmes, on pouvait faire valoir ce qui a lieu dans les cas de paralysie saturnine des extenseurs, cas dans lesquels il y a altération des nerfs destinés à ces muscles, probablement depuis leur sortie de la substance grise de la moelle jusqu'à leurs extrémités périphériques. Mais, dans ce cas, il fallait admettre une altération portant uniquement sur les fibres sensitives des nerfs du bras gauche ; et, bien que cette localisation ne fût pas impossible, puisqu'il y a quelque chose de semblable, en sens inverse, dans les cas de paralysie des extenseurs, cependant on ne pouvait guère accepter cette supposition que sous toutes réserves. Dans les cas où l'anesthésie saturnine, même très complète, se dissipe après quelques séances de faradisation localisée ou, comme on l'a vu récemment (M. Debove, M. Proust), après l'application d'un aimant sur un point limité de la peau, il est bien présumable que l'abolition de la sensibilité tient à une modification centrale ayant son siège dans le cerveau proprement dit, vraisemblablement dans les radiations pédonculaires intra-cérébrales. N'est-on pas en droit d'admettre que, chez notre malade, il y avait une modification morbide de la même région des centres nerveux, mais plus étendue, plus marquée, partant plus difficilement curable ? D'ailleurs, ce qui montrait bien qu'il y avait une lésion centrale, empêchant la transmission des impressions périphériques jusqu'aux foyers cérébraux de la perception, c'est que la faradisation du tronc du nerf radial, ou de celui du nerf cubital, du côté gauche, ne déterminait pas la plus légère sensation.

Le traitement commençait à agir seulement au bout de quatre mois sur le membre supérieur gauche ; mais il y avait déjà assez longtemps, à ce moment, que la sensibilité du membre inférieur gauche reparaissait. C'est de bas en haut qu'a eu lieu la guérison de l'anesthésie du membre inférieur. Quant au membre supérieur, la marche de l'amélioration était beaucoup plus irrégulière ; pourtant il est certain que, dans les derniers jours du séjour du malade à l'hôpital, la sensibilité renaissait plutôt dans l'épaule et le bras que dans l'avant-bras et la main.

On peut voir, dans l'observation, qu'il ne s'agit pas d'un cas d'hémianesthésie absolument pure. Le membre supérieur droit était atteint aussi d'anesthésie, mais à un bien moindre degré que les deux membres du côté gauche. La sensibilité de ce membre supérieur droit n'est remontée à son degré normal, ou à peu près, que dans les derniers jours pendant lesquels on a observé le malade. L'anesthésie incomplète de ce membre a donc offert une résistance presque égale à celle que l'on constatait pour l'anesthésie si complète du membre supérieur droit.

D'ailleurs, bien que l'anesthésie n'ait pas été nettement dimidiée, cependant elle offrait, du côté où elle était complète, les caractères qu'elle présente d'ordinaire dans les cas d'hémianesthésie franche de cause saturnine (comme dans les cas d'hémianesthésie hystérique) : les organes des sens de ce côté avaient perdu leur sensibilité générale, et certains d'entre eux, leur sensibilité spéciale.

La faradisation pratiquée de la même façon, c'est-à-dire bornée à une région limitée de la peau d'un des avant-bras, a été essayée aussi dans un cas intéressant d'anesthésie hystérique dont je crois devoir consigner ici l'observation.

Obs. VI. — *Hystérie. Attaques hystériques. Rachialgie. Métrorrhagie. Anesthésie de toute l'étendue du corps, à l'exception de la face et des organes de la vue, de l'odorat, de l'ouïe et du goût. Traitement par la faradisation bornée à une région peu étendue de l'avant-bras droit d'abord, puis des deux avant-bras. Amélioration considérable.* — La nommée L. H., âgée de dix-neuf ans, mécanicienne, entre le 5 décembre 1878, à l'hôpital de la Charité, salle Sainte-Madeleine, 18 (service de M. Vulpian).

Son père, d'une forte constitution, n'est nullement nerveux. Au contraire, sa mère a de fréquentes attaques nerveuses avec perte de connaissance et cri initial, mais sans convulsions, sans écume à la bouche. Ces attaques, d'après les descriptions de la malade, seraient plutôt épileptiques qu'hystériques : elles durent de dix à quinze minutes.

Son frère et sa sœur jouissent d'une bonne santé.

Pas d'affections strumeuses dans l'enfance.

A dix ans, L. H. eut une fièvre typhoïde d'une durée de six semaines. C'est la seule maladie grave dont elle ait été atteinte jusque dans ces dernières années. Elle a eu une pelvi-péritonite, à la suite d'un accouchement à terme, en novembre 1877, et peu après une vaginite et une cystite blennorrhagiques.

Les règles se montrèrent à l'âge de onze ans et furent régulières jusqu'au moment de sa grossesse. Elles reparaissent en janvier 1878, disparaissent en mars ; puis, en juin, se déclarent des métrorrhagies qui durent une quinzaine de jours, et cèdent à l'ergotine. En novembre 1878, de nouvelles métrorrhagies se produisent, également traitées avec succès par l'ergotine.

De tout temps, cette malade a été très excitable, riant et pleurant sans aucun motif. Tantôt elle riait à ne pouvoir s'arrêter ; tantôt, au contraire, elle était plongée dans une profonde tristesse, sans pouvoir en dire le motif. Enfin, des larmes s'échappaient quelquefois en grande abondance sans aucun sujet.

Sa santé la préoccupait beaucoup ; elle se croyait gravement malade.

A quatorze ans, elle eut une première attaque de nerfs, sans avoir été avertie par quelque sensation particulière. En jouant avec ses amies, tout à coup, elle se met à rire aux éclats sans motif, puis elle est prise de mal de cœur, d'une oppression extrême, d'un étranglement ayant les caractères de la boule hystérique ; enfin elle tombe sans mouvement. Après un temps assez long, lui dit-on, elle revient à elle. Trois jours après, nouvelle attaque.

Pendant trois mois, elle eut des attaques semblables ; une, presque chaque jour. Elle fut soumise à un traitement composé de fer, quinquina, bains sulfureux, douches ; traitement sous l'influence duquel elle eut six mois de tranquillité à peu près complète.

Après une contrariété de famille, commence une nouvelle série d'attaques plus intenses et plus fréquentes que les premières. Cependant, entre ces deux séries, elle eut fréquemment les symptômes de la boule hystérique, et de la rachialgie.

Jusqu'à dix-huit ans, les attaques reviennent plus ou moins régulièrement, deux ou trois fois par semaine.

Survient encore une période de rémission de six mois, mais pendant laquelle se manifestent des symptômes d'hystérie non convulsive.

Nouvelle série d'attaques, pendant plusieurs mois, à la suite d'une suppression menstruelle; puis nouvelle période de rémission.

Enfin, elle a de nouveau des attaques en novembre 1878, à la suite d'une métrorrhagie très abondante qui dura une quinzaine de jours.

Il y a deux mois, elle alla consulter un médecin qui constata une anesthésie de tout le corps, à l'exception de la face. A cette époque, les régions ovariennes étaient le siége d'une souffrance assez peu prononcée du reste et la pression déterminait plutôt une oppression et une gêne respiratoire que de véritables douleurs. Il semblait que la pression sur l'un quelconque des ovaires faisait monter la boule hystérique comme au moment des attaques.

Vomissements glaireux et bilieux de temps à autre, accompagnés d'efforts considérables.

Sommeil assez troublé, somnolence fréquente le jour.

État actuel. — La malade est pâle; à part cela, elle semble d'une assez bonne santé.

Anesthésie de tout le corps (contact simple, pression, frôlement, piqûre, pincement), la face exceptée; le froid et le chaud sont toutefois sentis d'une façon plus ou moins nette dans les parties insensibles aux autres modes d'excitation de la sensibilité. Les divers points de la face sont sensibles comme dans l'état normal; cependant, près des oreilles et au menton, la sensibilité est déjà moins nette, plus confuse que sur les joues, le nez, le bas du front : dans ces points, la malade prend la pression, la piqûre pour un contact.

Analgésie dans tous les points où il existe de l'anesthésie. La faradisation, soit cutanée, soit profonde, n'est perçue ni sur le tronc, ni sur le cou, ni sur les membres.

Les conjonctives oculaires et les cornées conservent leur sensibilité normale.

Les sens spéciaux, ouïe, odorat, goût, vue, sont conservés.

L'examen chromatique de la vision donne des résultats normaux.

Ovarie double.

Points de rachialgie en haut de la région dorsale et vers le milieu de la région lombaire avec retentissement lorsqu'on presse, à l'épigastre pour le premier point, dans l'abdomen pour le second.

Névralgie intercostale du côté gauche (vers le sixième espace intercostal).

Aucun trouble permanent du mouvement. La malade, les yeux fermés, conserve des notions nettes sur la situation des divers points de son corps : toutefois, elle laisse échapper facilement ce qu'elle tient dans la main lorsqu'elle n'y fixe pas sa vue.

La malade est en outre atteinte d'accidents syphilitiques.

La poitrine est couverte d'une roséole syphilitique en voie de disparition. Cependant cette éruption est encore assez appréciable entre les seins
et sous les clavicules; elle l'est très peu aux lombes et aux membres.

Tous les soirs, à la tombée du jour, vers les quatre ou cinq heures,
vive céphalalgie, avec légère sensation de froid. A ces symptômes s'ajoute
souvent la sensation de la boule hystérique.

L'examen des parties sexuelles fait reconnaître à la fourchette vulvaire
une papule hypertrophique bien nette et une légère érosion à gauche,
sans induration.

Les ganglions inguinaux sont un peu gonflés des deux côtés, et l'on
sent aussi les ganglions cervicaux latéro-postérieurs tuméfiés.

Les poumons, le cœur, n'offrent rien d'anormal. Cependant, léger pro-
longement du premier bruit du cœur à la base; souffle continu dans les
vaisseaux du cou.

Appétit modéré, vomissements fréquents à la suite des repas. Constipation habituelle.

La malade a eu des attaques de nerfs assez fréquentes dans les dernières semaines avant son entrée à l'hôpital.

Traitement : deux pilules de protoiodure de mercure, de 5 centigrammes
chacune ; 2 grammes d'iodure de potassium ; fer réduit par l'hydrogène ;
vin de quinquina.

8 *décembre*. Attaque d'hystérie très nette.

10 *décembre*. Electrisation faradique, faite à l'aide du pinceau métallique, sur l'avant-bras droit, sur une surface ovalaire de 4 à 5 centimètres
de longueur, sans aucun résultat soit sur l'anesthésie généralisée, soit sur
l'ovarie. La malade ne sent absolument rien, même dans la région directement faradisée. Comme le courant est fort, les muscles de l'avant-bras
entrent en contraction, sans que la malade en ait conscience, lorsqu'elle
a les yeux fermés.

Tous les deux jours, la malade est électrisée de la même façon,
pendant dix minutes, sans plus de résultats.

23 *décembre*. Elle se plaint de douleurs à la gorge. Les amygdales,
surtout la droite, sont fortement tuméfiées ; elles sont recouvertes d'un
enduit pultacé.

La luette, les piliers antérieurs et les bords du voile du palais sont
rouges.

Difficulté de la déglutition.

Léger mouvement fébrile le soir, au dire de la malade ; quelques frissons.

Cessation du traitement antisyphilitique.

Cautérisation des amygdales avec le crayon de nitrate d'argent. Amé—
lioration rapide.

4 *janvier* 1879. Reprise du traitement antisyphilitique.

Electrisation faradique de douze minutes sans aucun résultat.

7 *janvier*. Electrisation de dix minutes (bornée, comme toujours, à
une région très peu étendue de l'avant-bras droit). Au bout de quelques
instants de passage d'un fort courant induit, la malade ressent dans la
région faradisée un léger picotement qui augmente et bientôt se change
en une véritable douleur.

L'anesthésie reste complète dans la région de l'avant-bras située au-dessous des points électrisés directement et sur la main. Au bras, au cou, sur le thorax du côté électrisé, sur le membre inférieur de ce même côté, la sensibilité s'est un peu réveillée. A gauche l'anesthésie persiste, comme au début.

8 *janvier*. Nouvelle faradisation. La sensibilité fait des progrès du côté électrisé. La malade ne perçoit pas le simple contact, le frôlement, mais elle sent le pincement, les piqûres sur la moitié droite du tronc et du cou, sur le membre inférieur droit, sur le bras et l'avant-bras de ce même côté. Elle commence à sentir un peu les excitations dolorifiques sur la partie inférieure de l'avant-bras et sur la main.

Chaque jour, électrisation localisée sur l'avant-bras droit. La malade se plaint toujours d'éprouver de vives douleurs dans la région vertébrale dans les points indiqués. Cinq injections de chlorhydrate de morphine (solution au centième) dans les vingt-quatre heures.

9 *janvier*. Le mal de gorge n'a pas complètement disparu. Hypertrophie des amygdales.

Vomissements après le repas, mais ce symptôme ne diffère pas de ce qu'il était avant les injections de morphine.

10 *janvier, le matin*. Attaque d'hystérie, à la suite de laquelle l'anesthésie est devenue plus marquée que la veille ; mais elle est loin encore d'avoir repris ses caractères du début. Ainsi, la malade sent bien le frôlement, le contact simple, la pression, les différences de température ; mais elle n'a aucune conscience des pincements, ou des piqûres très vives qu'elle percevait hier. Nouvelle faradisation. Amélioration considérable à la suite de cette séance.

12. La sensibilité est rétablie presque entièrement du côté droit, où l'on fait les électrisations.

Du côté gauche, même anesthésie.

14. Hier, légère attaque d'hystérie. La malade a perdu, à la suite, un grande partie de la sensibilité qu'elle avait recouvrée.

Cessation du traitement syphilitique. On continue les injections de chlorhydrate de morphine ; 1 pilule d'un centigramme de nitrate d'argent.

Après une électrisation de dix minutes, la sensibilité est moins obtuse dans toute l'étendue du côté droit.

16. La sensibilité revient à l'état normal dans tout le côté droit. L'anesthésie n'est évidemment plus aussi complète du côté gauche. Elle sent, mais peu distinctement, les pincements violents portant sur un point quelconque de ce côté ; mais les autres modes d'excitation ne donnent lieu à aucune sensation. On commence à pratiquer la faradisation de l'avant-bras gauche de la même façon qu'on l'a faite jusqu'ici sur l'avant-bras droit. Chaque matin on doit faradiser ainsi les deux avant-bras pendant quelques minutes. Deux pilules de nitrate d'argent chaque jour.

17. Sur le membre supérieur gauche, le frôlement, la pression sont perçus. Anesthésie presque complète à la piqûre, moins complète au pincement. Mêmes constatations pour le membre inférieur gauche.

20. La sensibilité revient du côté gauche. Le pincement, les piqûres sont reconnus. Trois pilules de nitrate d'argent.

24. Cette nuit, la malade a deux attaques d'hystérie.

4

La sensibilité a disparu sur tout le corps, excepté à la face.

25. Hémorrhagie utérine très abondante. On n'électrise que l'avant-bras droit.

Potion avec poudre d'ergot de seigle, 2 grammes.

26. La métrorrhagie continue. Ergot de seigle, 4 grammes.

A la suite des électrisations à droite, la sensibilité reparaît dans toutes les parties du côté droit.

28. La métrorrhagie est arrêtée. Continuation des électrisations à droite.

30. Sensibilité normale à droite. Hémianesthésie gauche. On recommence à faradiser la peau de l'avant-bras du côté gauche.

5 *février*. Les électrisations pratiquées sur l'avant-bras gauche raniment un peu la sensibilité à la douleur. La malade sent d'une façon confuse le contact, les différences de température, mais elle perçoit nettement les pincements et les piqûres.

7. Elle éprouve à la région lombaire des douleurs plus vives, pour lesquelles on lui fait jusqu'à sept injections de chlorhydrate de morphine de 1 centigramme chacune dans les vingt-quatre heures.

10. La malade a de nouveau, depuis deux jours, des hémorrhagies utérines.

11. Les pertes sont arrêtées, sans médication interne.

14. Une éruption de syphilides squameuses se produit sur la face interne des cuisses, sur les bras, la poitrine ; taches d'un rouge cuivré avec légère desquamation épidermique.

La malade, qui, jusque-là, avait nié tout antécédent syphilitique, avoue qu'elle a eu la syphilis il y a deux ans. Elle aurait été soumise au traitement mercuriel pendant plus d'une année. Pendant qu'elle était en traitement, elle est accouchée d'un enfant qui se porte bien.

On prescrit de nouveau une pilule de protoiodure de mercure. Iodure de potassium, 1 gramme. Deux pilules composées (fer réduit, rhubarbe, extrait mou de quinquina) ; elle en prend depuis plusieurs semaines.

On supprime les trois pilules de nitrate d'argent.

20. Il y a eu, les jours précédents, des attaques d'hystérie (au moins une et deux au plus dans les vingt-quatre heures) qui ont fait perdre une partie des progrès obtenus.

Ces attaques débutent par des rires prolongés sans aucun motif, puis des pleurs abondants. Alors commencent des convulsions cloniques sans grands mouvements. Il n'y a pas toujours perte absolue de connaissance. Un quart d'heure après, pleurs et sommeil.

On continue la faradisation des deux avant-bras, successivement, chaque matin.

1er *mars*. La malade est renvoyée du service par mesure disciplinaire.

La sensibilité est normale sur tout le côté droit, ainsi qu'à la face. Du côté gauche, elle est émoussée ; la malade y sent bien le pincement, les piqûres ; mais elle n'a pas conscience d'un léger contact.

L'anesthésie offrait, chez cette malade, une distribution qui mérite d'être notée. Elle existait, en effet, dans toute l'étendue du corps, la face exceptée. La peau et les tissus sous-cutanés des

membres, du tronc, du cou, des parties postérieures et latérales
de la tête, offraient, avant le traitement, une insensibilité absolue.
A la fin, au contraire, les plus légers contacts étaient perçus et
le chatouillement, les piqûres, les pincements, étaient sentis
d'une façon normale, au moins dans toute la moitié droite du
corps. Les organes des sens, le goût, l'odorat, l'ouïe, la vue,
étaient intacts.

L'anesthésie du tronc et des membres était donc non seulement
superficielle, mais encore profonde. Toutefois, il restait un
certain degré de sensibilité, puisque la malade n'avait pas
perdu, comme cela a lieu si souvent chez les ataxiques, la notion
de la position des divers points de son corps : qu'elle ne perdait
pas, comme on dit, ses jambes dans son lit ; qu'elle savait, les
yeux fermés, où se trouvaient ses pieds et ses mains.

L'intégrité de la sensibilité de la face et des fonctions des organes des sens, alors que toutes les autres parties du corps
étaient insensibles, est un fait rare chez les hystériques. Les impressions faites sur la membrane muqueuse de la bouche, sur celle
des fosses nasales, sur la rétine, sur les parties membraneuses
des canaux semi circulaires et surtout du limaçon, parvenaient
donc librement aux centres perceptifs. Si la modification des
centres nerveux qui produit l'anesthésie des hystériques a pour
siège les radiations pédonculaires dans les hémisphères cérébraux, ou, en précisant davantage, la partie postérieure de la
capsule interne, elle pourrait donc affecter les éléments de cette
région de la capsule interne qui conduisent à la substance grise
corticale les impressions portant sur le tégument cutané des
membres, du tronc, du cou, en respectant ceux qui servent à la
transmission des impressions provenant des organes des sens et
de la face. Il serait assurément plus simple de supposer que ce
sont les centres de *réception* des impressions qui sont eux-mêmes
modifiés, c'est-à-dire les centres médullaires d'origine, lorsqu'il
s'agit des nerfs sensitifs rachidiens, et les centres bulbaires, pro-
tubérantiels et cérébraux, lorsqu'il s'agit des nerfs sensitifs crâniens : on se rendrait, il semble, plus facilement compte des
anesthésies partielles de l'hystérie avec cette hypothèse qu'en ad-
mettant que la modification dont il s'agit réside dans l'étage
supérieur des pédoncules cérébraux ou dans la partie postérieure
de la capsule interne. A la rigueur, il serait possible qu'il en fût
ainsi ; mais cette interprétation, en somme, est peu satisfaisante·

sous d'autres rapports : on ne s'explique pas très bien, en la prenant pour point de départ, comment dans l'hystérie on observe si souvent de l'hémianesthésie occupant, non seulement les deux membres d'un côté, la moitié correspondante du tronc et du cou, mais encore la moitié de la face et les organes des sens du même côté.

D'un autre côté, il est également difficile, et même il est plus difficile (quoique non impossible) de comprendre ainsi comment la faradisation d'une région très limitée de la peau d'un des membres, de l'avant-bras, par exemple, peut, dans certains cas d'hémianesthésie hystérique, rétablir la sensibilité dans toute l'étendue du côté anesthésié, et ramener à un état normal ou à peu près les sensibilités olfactive, visuelle, auditive, gustative du même côté. Ce sont ces considérations qui me font incliner à croire que c'est bien dans le pédoncule cérébral ou la partie postérieure des radiations pédonculaires que siége l'altération (quelle qu'elle soit) qui détermine l'anesthésie et à admettre, par suite, pour les cas analogues à celui-ci, dont je viens de donner l'observation, qu'une partie des fibres pédonculaires servant à la transmission des impressions aux centres perceptifs peut rester intacte, toutes les autres étant atteintes.

Le traitement par la faradisation bornée à une région très peu étendue de l'avant-bras droit n'a produit, chez la nommée L..., aucun effet immédiat. Ce n'est qu'au bout de quelques jours de faradisation quotidienne que la sensibilité a reparu, d'abord obtuse, puis de plus en plus nette, dans toutes les parties de la moitié droite du corps, et c'est seulement après plus d'un mois de ce traitement que l'anesthésie a commencé à diminuer du côté gauche. On a alors faradisé aussi la peau de l'avant-bras gauche et l'amélioration de l'état de la sensibilité de ce côté a fait, à partir de ce moment, de rapides progrès. On voit que l'ébranlement produit dans les régions des centres nerveux servant à la transmission des impressions périphériques, par la faradisation d'un point limité du tégument cutané, se propage surtout dans les parties de ces centres qui correspondent au côté du corps sur lequel a porté l'électrisation faradique. Cependant l'influence de la faradisation agit aussi quelque peu sur les parties homologues centrales qui sont en relation avec le côté opposé du corps, puisque le traitement, lorsqu'on n'électrisait que l'avant-bras droit, a fait diminuer l'anesthésie du côté gauche. Cette anesthésie n'a disparu presque complètement que lorsqu'on a faradisé directement la peau de l'avant-bras du côté gauche.

Les attaques d'hystérie convulsive, qui se reproduisaient assez souvent, tendaient, presque chaque fois, à détruire les progrès que l'on constatait chaque jour dans le retour de la sensibilité ; cependant l'anesthésie ne revenait pas à son degré primitif, et une ou deux séances de faradisation suffisaient pour faire regagner tout ce qui avait été perdu.

— Je citerai enfin un dernier fait d'un tout autre genre, pour montrer que la faradisation cutanée la plus énergique et la plus persévérante n'arrive pas toujours à exercer une influence curative dans certains cas d'anesthésie. Il s'agit d'un malade atteint d'un zona du côté droit, affection accompagnée et suivie d'une névralgie de forme particulière et d'anesthésie opiniâtre de la peau dans la région qu'a occupée l'éruption herpétique :

Obs. VII. *Zona de la région thoracique inférieure du côté droit. Douleurs névralgiques dans la région correspondante. Anesthésie cutanée dans cette même région. Persistance très prolongée de ces phénomènes morbides après la disparition du zona.* — Le nommé (L... Alexis), âgé de soixante et un ans, marchand des quatre saisons et scieur de pierres, entre à l'hôpital de la Charité, service de M. Vulpian, salle Saint-Jean-de-Dieu, 10, le 4 février 1879.

Aucune maladie du système nerveux chez les parents.

Antécédents personnels. Fracture et amputation de la jambe droite il y a vingt ans.

Petite vérole il y a dix ans.

Fracture de la neuvième côte droite il y a environ quatre ans.

Pas de rhumatisme. Pas de syphilis; pas de blennorrhagie.

Il s'enrhume très facilement; il s'enrhumait encore plus facilement dans sa jeunesse.

N'a jamais craché de sang.

Le 29 janvier (il y a sept jours) il glisse sur la neige et tombe; son coude droit est pris entre le thorax et le pavé. Il ressent une très vive douleur dans ce côté de la poitrine, en avant et un peu au-dessous de l'angle inférieur de l'omoplate droite. Quoique la douleur persiste, assez vive, il continue cependant à balayer la neige des rues, le même jour et les jours suivants. Le troisième jour, il voit une éruption de boutons se produire à droite du thorax. Les 1er , 2 et 3 février, pas de changement. Il entre le 4 février à l'hôpital de la Charité.

Etat actuel, le 5 *février.* — *Poumons.* Emphysémateux, crachats de bronchite, pas de râles, toux assez forte, surtout le matin.

Cœur. Le premier bruit est sourd et prolongé; il y a un léger souffle au premier temps et à la pointe. Le second bruit est plus net et plus fort que dans l'état normal.

Appareil digestif. Dès le lendemain du jour où la chute a eu lieu, le malade a perdu l'appétit ; il offre encore aujourd'hui tous les signes et symptômes de l'embarras gastrique.

Insomnie. Agitation la nuit, un peu de fièvre tous les soirs ; il sue un peu, surtout de la tête. Il dit que dans les deux jours qui précédèrent l'éruption il avait eu des frissons et que la fièvre était plus forte que maintenant.

Éruption. Sur la face antérieure du thorax et à droite on constate une large plaque formée de petits groupes de vésicules ; il y a trois à cinq au plus de ces vésicules dans chaque petit groupe, et ces derniers se réunissent pour en former de plus grands. La peau qui les porte est d'un rouge assez vif ; dans l'intervalle des groupes, elle est congestionnée aussi, mais à un moindre degré.

La plaque entière de la partie antérieure du thorax mesure 20 centimètres en longueur, transversalement : elle dépasse un peu en avant le bord gauche du sternum ; elle a 10 centimètres de hauteur et s'étend dans ce sens depuis la sixième jusqu'à la huitième côte. Elle a une forme presque triangulaire, sa base est en dehors, et c'est vers sa base que les vésicules sont très nombreuses. La plaque ne suit pas le trajet des nerfs intercostaux, mais elle est tout à fait transversale.

Plaque semblable, à la face dorsale du thorax, ayant presque les mêmes dimensions ; elle s'étend en hauteur depuis la dixième à la douzième côte environ ; elle est aussi triangulaire ; sa base, tournée en dedans, empiète de 2 à 3 centimètres, sur le côté gauche du tronc. Le bord supérieur de cette plaque est à peu près au même niveau que celui de l'antérieure. La plaque postérieure est un peu oblique de haut en bas et de dedans en dehors et ses vésicules sont nombreuses surtout vers la colonne vertébrale.

Dans l'intervalle qui sépare les deux plaques, on trouve des vésicules clair-semées, qui complètent un demi-cercle embrassant la moitié droite de la base de la poitrine.

Çà et là quelques-unes des vésicules sont opalines, remplies de pus.

Il existe une douleur continue dans toute l'étendue de la région occupée par l'épuration ; par moments se produisent des élancements très douloureux, que le malade compare à des piqûres profondes d'aiguilles. La pression est douloureuse sur le point qui a été violenté lors de la chute à terre.

On examine avec soin cette région : on n'y trouve pas d'ecchymoses. En faisant tousser le malade on ne fait pas apparaître de crépitation. Il n'y a en ce point aucun signe de pleurésie. Cataplasmes de fécule sur les plaques. Onctions d'huile d'amandes douces. Chloral hydraté : deux cuillerées à bouche, à un quart d'heure d'intervalle le soir, vers neuf heures.

6 *février*. En piquant la peau de la région où siège le zona, on constate qu'il n'y a pas d'anesthésie cutanée au niveau des plaques, ni dans l'intervalle qui les sépare ; même douleur qu'hier.

Plusieurs vésicules sont remplies de pus, quelques-unes de sang. Pour favoriser la dessiccation on fait sur un point circonscrit de la plaque antérieure un badigeonnage de solution assez forte de perchlorure de fer. Eau de Sedlitz.

7. Pas de dessiccation au point badigeonné.

8. La douleur et les élancements persistent. On prescrit deux injections

hypodermiques, chacune d'un centigramme de morphine, chaque jour, au niveau des plaques. Plusieurs vésicules sont flétries et affaissées, d'autres sont déjà transformées en croûtes.

10. En explorant de nouveau la sensibilité de la peau, à l'aide de piqûres au moyen d'une épingle, on voit que la sensibilité a complètement disparu sur les plaques d'éruption, ainsi que dans la peau qui les sépare.

L'anesthésie ne s'arrête pas brusquement en avant et en arrière, sur les bords des plaques. Il y a, au-delà de ces bords, sur le côté gauche du thorax, en avant et en arrière, une zone de 2 centimètres environ, dans laquelle la sensibilité n'est pas absolument intacte ; elle y est d'ailleurs d'autant plus nette que l'on s'éloigne davantage de la zone.

Dans la région frappée d'anesthésie, le malade ne sent point le frottement, la piqûre, le pincement, même très forts ; la chaleur et le froid n'y sont pas sentis non plus.

La douleur du côté droit a changé de caractère, au dire du malade : elle est plus vive ; elle part de l'appendice xiphoïde et traverse pour ainsi dire le thorax, d'avant en arrière, en allant aboutir à la colonne vertébrale.

Les exacerbations, par accès, ont le même caractère ; le malade éprouve d'ailleurs encore, en même temps, la sensation de constriction qu'il a déjà signalée.

Toutes les vésicules du zona sont transformées en croûtes : les unes jaunâtres, les autres noirâtres.

11. Même douleur qu'hier, même anesthésie ; la douleur cependant est moins vive. L'insomnie a été moins complète. On cesse l'hydrate de chloral.

12. Il se plaint de frissons dans les reins pendant la nuit.

Le facies est douloureux. La douleur est faible dans la peau qui sépare les deux plaques ; elle est limitée à ces dernières ; mais elle y est très vive, parfois insupportable, à arracher des cris, si le malade ne parvenait à résister par un violent effort de volonté.

Il dit que la sensation de compression remonte, en avant, jusqu'à quelques travers de doigt au-dessous du creux de l'aisselle.

On continue les injections hypodermiques de chlorhydrate de morphine. On applique six pointes de feu sur la moitié supérieure de la région vertébro-dorsale, du côté droit des apophyses épineuses.

14. Le malade dit que la douleur, aujourd'hui, n'a plus que le caractère d'une espèce de serrement, ou de forte constriction ; cette sensation existe au niveau des deux plaques et de la peau qui les sépare. Il dit que son côté droit est comme pris dans un étau.

15. La douleur est comme hier.

16. Rien à noter. Pas trace de pleurésie.

17. La sensation de constriction devient plus forte, surtout vers la base de la plaque *postérieure :* en outre, une pression pratiquée sur la portion de cette plaque qui empiète à gauche éveille une très vive douleur.

On applique sur la région rachidienne, au niveau du zona, douze pointes de feu, huit ou neuf sur le côté gauche des apophyses épineuses, sur la peau saine, et trois à quatre seulement sur la plaque même.

18. On continue les injections sous-cutanées de chlorhydrate de morphine, qui n'amènent pas d'amélioration dans la douleur.

21. La respiration est gênée par la douleur constrictive. On ne trouve pas de signe de pleurésie.

La pression à l'aide du doigt est douloureuse sur les plaques, et rien que sur elles.

Le pincement le plus fort n'y est presque pas senti ; cependant si l'on insiste, il paraît y avoir une vague sensation de contact. La piqûre n'est pas sentie.

Quelques vésicules se sont ulcérées : toutes les autres sont guéries.

Poudre de quinquina et iodoforme sur les ulcérations.

22. La douleur persistant toujours, on prescrit 4 grammes de salicylate de soude en potion.

23. Aucun amendement de la douleur, 6 grammes de salicylate de soude.

24. 8 grammes de salicylate de soude.

25. Aucun changement : on cesse ce médicament, que le malade ne prend d'ailleurs qu'avec une grande répugnance.

Injection de 1 milligramme de sulfate de strychnine sur la plaque antérieure, et bromure de potassium, 4 grammes en deux fois, dans un quart de verre d'eau chaque fois, après un repas.

26. Injection de sulfate de strychnine (1 milligramme), sous la peau au niveau de la plaque postérieure d'herpès.

On fait prendre 6 grammes de bromure de potassium (en trois fois).

27. Le malade prend 8 grammes de bromure.

28. La douleur est un peu calmée depuis hier. Même dose de bromure.

1er *mars*. La douleur a repris toute son intensité. On cesse le bromure de potassium. Dix pointes de feu au même endroit que la fois précédente.

Injections hypodermiques de morphine : deux par jour, de 2 centigrammes chaque fois.

3. La peau est très anémiée sur les plaques, particulièrement sur l'antérieure.

On y enfonce une épingle de façon à la traverser : il ne sort pas de sang ; il n'y a pas la moindre sensation.

Les croûtes de vésicules sont tombés partout.

On a fait aujourd'hui pour la dernière fois une injection de sulfate de strychnine.

7. Le malade n'éprouve presque plus de douleur lorsqu'on presse avec le doigt sur la région où on lui a mis des pointes de feu à gauche de la colonne dorsale.

12. L'anesthésie et les douleurs n'ont pas diminué au niveau des plaques. La sensibilité existe maintenant, mais très émoussée pourtant, dans l'intervalle de deux grandes plaques.

14. La douleur, dit le malade, est tout aussi intense qu'auparavant. Il sent une espèce de tiraillement de l'appendice xiphoïde, qui lui paraît s'enfoncer dans l'intérieur de la poitrine. Insomnie. 2 grammes de chloral hydraté le soir.

17. Electrisation faradique, tous les jours à partir d'aujourd'hui.

Le malade tient un cylindre dans la main droite ; et on électrise au moyen du pinceau de fils métalliques la plaque antérieure. Pendant l'électrisation, il n'a aucune sensation de contact, ni de picotement, sur toute l'étendue de la région ou siégeait l'éruption. Sur les limites de cette plaque, il sent le contact du pinceau et, plus en dehors, des picotements légers (le graduateur est d'abord tiré à moitié, puis au maximum).

Après l'électrisation. La sensibilité reste abolie sous toutes ses formes. Il ne sent pas le froid ni le chaud.

18. *Avant l'électrisation.* Sensibilité abolie sous toutes ses formes dans toute l'étendue de la plaque antérieure de zona.

Electrisation. (Graduateur au maximum). Il a la sensation de contact du du pinceau sur le tiers gauche de la plaque antérieure.

Pas de picotements à ce niveau, si ce n'est à la limite de la plaque.

Après l'électrisation. Il ne sent pas la piqûre, ni le pincement.

19. *(Graduateur au maximum).* Aujourd'hui pour la première fois, il sent, outre le contact du pinceau, des picotements sur le tiers gauche de la plaque antérieure ; un peu plus à gauche les picotements sont douloureux.

20. *Avant l'électrisation.* Pour la première fois le pincement est senti vers le quart gauche de la plaque, la piqûre n'y est pas sentie.

Electrisation. Le maximum du courant est senti un peu douloureusement sur la moitié gauche de la plaque antérieure.

Après l'électrisation. Le pincement est encore mieux senti ; la piqûre est à peine sentie, et cela tout à fait à gauche vers le quart interne.

Le malade sent un peu le froid tout à fait à gauche.

Plaque postérieure. Pas de changement sous aucun rapport.

Le douleur contrictive est moins forte.

21. On supprime le chloral hydraté.

22. On place le cylindre muni d'une éponge humide sur la plaque postérieure et on électrise l'antérieure à l'aide du pinceau métallique.

La sensibilité reste au même état que le 20 mars.

23. Le cylindre, muni d'une éponge, est placé sur la plaque antérieure, on faradise la plaque postérieure avec le pinceau.

Après l'électrisation : Plaque antérieure. Même état qu'au 20 mars.

Plaque postérieure. Anesthésie complète.

Le malade sent le contact, et le pincement, mais légèrement, dans l'intervalle qui sépare les deux plaques ; il y sent des picotements.

24 *mars.* L'électrisation est douloureuse, et presque insupportable vers le milieu de la peau qui sépare les deux plaques. Le pincement y est douloureux.

Plaque antérieure. Même état qu'au 20 mars, seulement le pincement y est un peu plus douloureux.

Plaque postérieure. Le malade sent des picotements légers vers le tiers antérieur, le pincement n'y est pas senti.

25. *Plaque antérieure.* Les picotements sont sentis sur une grande étendue ; l'anesthésie reste complète vers le tiers externe environ.

Plaque postérieure. Le pincement est un peu senti vers le tiers externe.

Dans l'intervalle des plaques, la sensibilité est presque complètement revenue, mais pas complètement ; la piqûre n'y est pas très douloureuse, ce que l'on constate en piquant alternativement et avec une force égale sur cette région et sur une zone plus externe.

26. La douleur du côté droit du thorax, qui ces jours derniers paraissait se calmer, revient aussi vive qu'au début.

Electrisation. Rien à noter.

27. La langue est très noire et très sèche ; on racle sur le dos, on examine au microscope, on n'y trouve que des cellules épithéliales et des parés. Rien d'anormal dans l'urine.

30. La douleur est la même.

Electrisation. Pas de changement.

2 *avril.* Les deux plaques restent complètement anesthésiées dans leur tiers postérieur.

Depuis le 25 mars il n'y a pas de changement

3. La douleur persiste. Le malade dit qu'elle lui coupe la respiration.

5. Pas de changement dans l'anesthésie.

8. Douleur : même état. Anesthésie : rien de changé.

13. L'électrisation est un peu plus douloureuse sur la moitié gauche de chaque plaque, mais leur tiers droit reste complètement insensible.

14. La douleur est un peu moins vive.

15. Du 17 au 21 avril la sensibilité devient de plus en plus nette dans la moitié interne de la plaque antérieure. Du 23 au 25 elle renaît un peu dans le tiers externe environ de la plaque postérieure. Elle semble entièrement rétablie dans l'intervalle qui sépare les deux plaques. Le malade part, le tiers externe des plaques est complètement anesthésié. La sensation de tiraillement douloureux et de constriction est moins vive qu'au début. Le malade va à l'hôpital des convalescents (Vincennes, le 25 avril).

15 *mai.* Le malade est resté vingt jours à Vincennes, à partir du 25 avril.

On y a employé alternativement les courants continus et interrompus. Aujourd'hui il vient à la consultation.

La douleur constrictive, calmée pendant plusieurs jours, a reparu depuis avant-hier.

La sensibilité est à peu près dans le même état qu'au jour de sa sortie.

Le frottement, le pincement, la piqûre, le froid, sont sentis dans les deux tiers internes de la plaque antérieure, ainsi que dans les deux tiers internes de la plaque postérieure. L'autre tiers reste complètement anesthésié.

Un corps assez chaud est senti dans les mêmes régions que les piqûres ; il ne l'est point dans la région qui est encore anesthésiée.

Résumons les principales particularités du cas de zona dont je viens de rapporter l'histoire clinique :

Un homme âgé de soixante-et-un ans fait une chute violente à terre : il tombe sur le côté, le coude entre le sol et le thorax. C'est le thorax qui souffre surtout du choc : il en résulte une vive douleur dans le côté droit. Dès le lendemain ou le surlendemain, il y a perte d'appétit ; puis, il se produit un peu de fièvre et presque en même temps commence à apparaître une éruption de zona.

La douleur de côté ne disparaît pas ; elle augmente plutôt d'intensité, et cinq ou six jours après le début de l'éruption on constate de l'anesthésie très prononcée au niveau des plaques de zona et dans leur intervalle.

Le zona suit la marche accoutumée ; les vésicules herpétiques, remplies d'abord d'un liquide séreux, deviennent un peu blanchâtres ; quelques-unes sont rougeâtres ou noirâtres, par suite de mélange de sang au liquide devenu un peu puriforme : elles se dessèchent bientôt ; la peau, au niveau d'un petit nombre d'entre elles, s'ulcère superficiellement. La guérison de l'éruption a eu lieu au terme habituel, mais l'anesthésie et les douleurs locales ont persisté ; l'anesthésie est restée tout à fait complète au niveau des plaques de zona ; les douleurs ont conservé leurs caractères primitifs. Continues avec exacerbations, ces douleurs se montraient successivement ou simultanément sous deux formes : elles étaient constrictives et pongitives ou térébrantes ; il semblait au malade, par moments, qu'un instrument de fer le traversait d'avant en arrière du sternum à la colonne vertébrale ou que la pointe de l'apophyse xiphoïde était violemment tirée vers le rachis. Au bout de trois mois et demi, ces phénomènes (anesthésie, douleurs) existaient encore, un peu modifiés, mais encore très accusés.

Cependant un traitement énergique avait été employé : on avait pratiqué des injections hypodermiques de chlorhydrate de morphine, puis de sulfate de strychnine (je crois qu'on avait fait usage aussi pendant quelques jours d'injections de sulfate d'atropine); on avait administré du bromure de potassium, du chloral hydraté, du salicylate de soude ; on avait soumis les régions où le zona avait siégé à l'action des courants faradiques, des courants galvaniques ; on avait même fait des applications de pointes de feu sur la région rachidienne : le tout sans succès.

La cause de ces échecs de la thérapeutique tient, ce semble, à la difficulté d'atteindre et de modifier la cause présumable des accidents morbides dont il s'agit, et à la lenteur de la réparation de la lésion qui est en jeu.

Il me paraît impossible, en effet, de ne pas considérer ce fait de zona comme dû à une lésion du système nerveux. C'est à la suite d'un choc violent de la paroi thoracique que la douleur de côté s'est produite, précédant de quelques jours l'apparition de l'éruption herpétique. Il est probable qu'il y a eu, par le fait même de la chute, irritation d'un ou de deux des nerfs intercostaux ; puis, par suite d'une propagation centripète de l'irritation, il s'est produit sans doute une lésion soit des racines de ces nerfs, soit des points de la substance grise de la moelle avec lesquels elles sont en relation. Ce cas est un de ceux où, éclairés par les recherches de MM. von Barensprung, Charcot et autres, les médecins peuvent poser, sans courir de grands risques d'erreur, le diagnostic que je viens d'indiquer. C'est ce diagnostic qui m'avait conduit à appliquer, chez ce malade, des pointes de feu sur la région du rachis correspondant aux nerfs probablement intéressés.

La lenteur avec laquelle on obtient une amélioration dans les cas de ce genre, tient, d'une part, à ce que le processus morbide dont les racines ou même certaines régions de la moelle sont le siège peut n'avoir pendant longtemps aucune tendance à s'arrêter ; d'autre part, à ce que les fibres nerveuses atteintes subissent très vraisemblablement un travail de dégénération atrophique complète, de telle sorte que la sensibilité ne peut reparaître, dans les régions innervées par ces fibres, que lorsque ces éléments nerveux ont recouvré, par régénération ou par restauration, leur structure normale.

L'anesthésie aussi complète que celle qui a été observée chez notre malade, est d'ailleurs un phénomène relativement rare. Il n'en est pas de même de la persistance des douleurs qui se produisent si souvent dans la région du zona, soit avant, soit pendant, soit après l'évolution de l'éruption : on les voit parfois durer non seulement pendant des mois, mais encore, exceptionnellement il est vrai, pendant des années. Les douleurs, en outre, peuvent se manifester de nouveau, avec les mêmes caractères ou à peu près, dans les mêmes régions, après avoir disparu complètement pendant des jours, des semaines, des mois, des années. Chez notre malade, il n'y a guère eu, pendant son séjour à l'hôpital, que des rémissions des douleurs, avec exacerbations nouvelles après quelques jours de calme relatif. Les variations, sous le rapport de la marche du phénomène *douleur* dans le zona, dépendent surtout de la diversité du travail morbide qui évolue vers les origines des nerfs atteints.

Un autre point m'a paru pouvoir être relevé dans cette observation. Le malade avait eu la jambe droite coupée, au lieu d'élection, vingt ans auparavant ; l'amputation avait été nécessitée par une fracture comminutive de cette jambe. Il ne me semble pas impossible que les modifications produites dans la moitié droite de la moelle, à la suite de cette amputation, aient diminué la résistance de cette partie de la moelle aux influences morbides pouvant agir sur elle. Il faut y ajouter cette autre circonstance, ayant pu agir dans le même sens : la fracture de la neuvième côte droite survenue quatre ans avant le développement du zona.

— Je reviens, en terminant, à l'objet principal de cette note. Quelques-uns des faits qui y sont relatés montrent que la faradisation cutanée, limitée à une région peu étendue de la moitié insensible du corps, dans des cas d'hémianesthésie, peut hâter la réapparition de la sensibilité dans toute cette moitié du corps. Parfois même, comme je l'ai vu dans d'autres cas, une seule séance de faradisation, ainsi pratiquée, suffit pour faire renaître la sensibilité dans tous les points où elle était abolie.

On se demandera naturellement s'il y a un avantage quelconque à borner ainsi la faradisation à une région très restreinte du côté anesthésié, dans de pareils cas, et s'il ne serait pas au contraire plus utile d'électriser la peau de toutes les parties insensibles. Je n'ai pas les éléments nécessaires pour répondre nettement à cette question. Je n'ai fait que très peu d'essais de faradisation de toutes les régions insensibles dans des cas d'hémianesthésie ; mais je ne crois pas que l'on obtienne, de cette façon, des résultats plus satisfaisants que ceux auxquels je suis arrivé, en bornant l'action des courants faradiques à un îlot très limité de la peau du côté anesthésié.

En tout cas, la faradisation limitée ne me paraît pas pouvoir produire des effets équipollents, quel que soit le point du côté anesthésié sur lequel elle est pratiquée. Elle a, je crois, par exemple, une influence bien plus grande sur le retour général de la sensibilité dans ce côté, si elle porte sur le membre supérieur que si elle est faite sur le membre inférieur. Il s'agit, en réalité, de produire une sorte d'ébranlement énergique dans les parties de l'encéphale qui servent ou peuvent servir à la transmission des impressions reçues par la peau. Or, il est incontestable que les relations du membre supérieur avec l'encéphale sont plus étroites que celles du membre inférieur ou que celles du tronc. Les lésions de l'encéphale qui déterminent l'hémiplégie agissent à un plus haut degré, pour la plupart au moins, sur le membre supérieur que sur le membre inférieur : en sens inverse, les excitations vives produites sur le membre supérieur doivent retentir plus vivement sur l'encéphale que celles qui portent sur le membre inférieur.

L'action locale des courants faradiques n'étant pour ainsi dire pas en cause dans les effets que l'on cherche à déterminer et l'action à distance, sur l'encéphale, étant presque le seul but qu'on se propose, il me paraît logique de restreindre la faradisation au tégument du membre supérieur. Je n'attache pas d'ailleurs une importance particulière à la région que j'ai choisie pour mes essais. J'ai obtenu des résultats heureux en limitant la faradisation à une région peu étendue de la face dorsale de l'avant-bras, et c'est pour cela que j'ai continué à agir d'ordinaire sur cette région.

La faradisation ainsi pratiquée n'est pas utile seulement dans le traitement de l'hémianesthésie ; elle rend encore des services, comme je l'ai dit ailleurs, dans des cas d'hémiplégie, même lorsqu'il n'y a pas coexistence d'anesthésie. On voit, sous l'influence de ce moyen thérapeutique, les hémiplégies récentes qui ne sont pas absolument incurables s'améliorer plus rapidement que si on laissait la maladie suivre son cours naturel : l'aphasie passagère, l'affaiblissement des facultés intellectuelles peuvent s'amender favorablement en moins de temps que si l'on ne faradisait pas une région limitée du membre supérieur paralysé. Lorsqu'il n'y a pas d'anesthésie concomitante, il faut agir sur le membre supérieur du côté de l'hémiplégie avec des courants de moyenne intensité pour ne pas risquer (ce qui est, du reste, bien peu à craindre, quand on fait usage du procédé dont il s'agit) de déterminer, par une vive souffrance, un trouble dangereux de la circulation cérébrale.

Je dirai enfin qu'il est bien important, dans tous les cas dont je viens de parler, que la faradisation soit faite par le médecin lui-même et non par le malade ou par quelque personne étrangère à la profession médicale. Le succès de la médication est souvent à ce prix. J'ai vu, en effet, plus d'une fois, en électrisant moi-même l'avant-bras d'un malade atteint d'hémianesthésie, se produire des résultats qui n'avaient pas été obtenus lorsque la faradisation était provoquée par un des élèves du service. Il y a là des questions d'intensité du courant à employer, de durée de la faradisation, où le médecin traitant peut seul être juge.